1980

PUBLICATIONS DU *MOUVEMENT MÉDICAL*

CLINIQUE HYDROTHÉRAPIQUE DE PLESSIS-LALANDE

PAR

Louis FLEURY

Professeur agrégé de la Faculté de médecine de Paris, etc , etc.

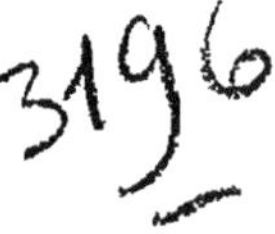

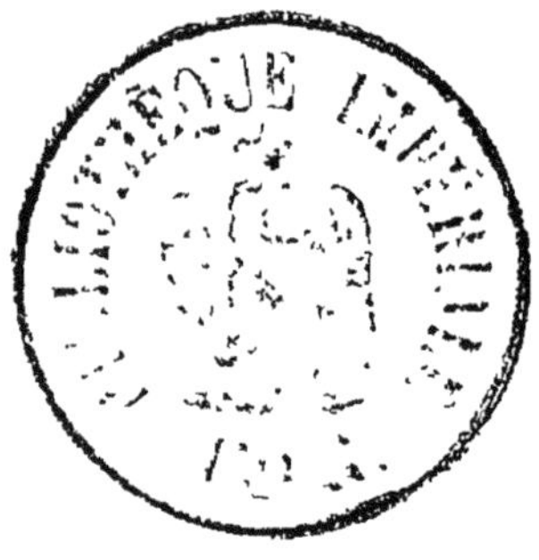

« C'est par la *Clinique de Bellevue* que
« M. Fleury a édifié l'hydrothérapie scien-
« tifique; c'est par la *Clinique de Plessis-*
« *Lalande* qu'il va la consolider et la pro-
« pager. »

(AUBURTIN. *La Réforme médicale*, 5 mai 1867.)

PARIS
ASSELIN, LIBRAIRE DE LA FACULTÉ,
PLACE DE L'ÉCOLE-DE-MÉDECINE

1867

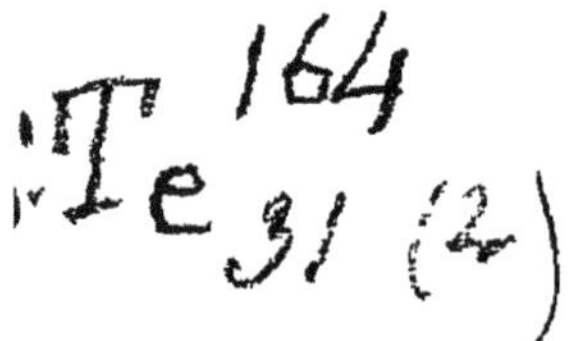

PUBLICATIONS DU MOUVEMENT MÉDICAL.

CLINIQUE HYDROTHÉRAPIQUE

DE

PLESSIS-LALANDE

PAR

Louis FLEURY

Professeur agrégé de la Faculté de médecine de Paris, etc., etc.

« C'est par la *Clinique de Bellevue* que
« M. Fleury a édifié l'hydrothérapie scien-
« tifique, c'est par la *Clinique de Plessis-*
« *Lalande* qu'il va la consolider et la pro-
« pager. »

(AUBURTIN. *La Réforme médicale*, 5 mai 1867.)

PARIS

ASSELIN, LIBRAIRE DE LA FACULTÉ,

PLACE DE L'ÉCOLE-DE-MÉDECINE

1867

La meilleure *Introduction* que nous puissions placer en tête de ces nouveaux fascicules de *Clinique hydrothérapique*, est l'article que notre excellent confrère et ami, M. le docteur Auburtin, a publié dans *la Réforme médicale* (n° du 5 mai 1867). Laissons donc la parole au savant distingué, à l'éminent praticien qui, depuis quinze ans, a suivi attentivement l'évolution de l'*Hydrothérapie scientifique*, appréciant avec sévérité ses doctrines, et constatant avec impartialité ses résultats.

LOUIS FLEURY.

INTRODUCTION

Depuis cinq ou six ans, l'hydrothérapie est entrée, pour ainsi dire, dans le domaine public, dans la médecine usuelle. Il n'est pas un praticien qui ne l'ordonne à un nombre plus ou moins considérable de ses malades ; il n'est pas un établissement de bains qui n'ait ses appareils hydrothérapiques.

En se propageant aussi rapidement, l'hydrothérapie a-t-elle gagné en profondeur autant qu'en surface ? Non. Nous voyons bien ici une large application de l'eau froide, mais nous cherchons en vain une médication hydrothérapique rationnelle, méthodique, scientifique, en rapport avec les indications que présente chaque sujet.

C'est qu'il ne suffit pas de ***prescrire*** l'hydrothérapie ; il faut l'***appliquer***, et là gît la difficulté. Il est parfaitement démontré aujourd'hui que l'innocuité d'abord, et l'efficacité ensuite, de la médication hydrothérapique, résident tout entières dans le ***procédé opératoire***. Or, les médecins qui ***prescrivent*** l'hydrothérapie, non-seulement ne l'***appliquent*** pas, mais ignorent encore, pour la plupart, comment elle doit être appliquée dans chaque cas donné.

L'on a usé toutes les ressources de la thérapeutique médicamenteuse, pharmaceutique ; l'on est au bout de son *formulaire*, le malade s'impatiente ou se désole ; que faire ?

L'hydrothérapie est une médication qui réussit souvent, là où tout le reste a échoué ; va donc pour l'eau froide ! Et l'on dit au malade : « *Le* « *moment est venu*, pour vous, d'essayer l'hy- « drothérapie ; *faites donc de l'hydrothérapie*. » Et ce disant, l'on a dégagé sa responsabilité. En effet :

Si le malade guérit, l'on revendique l'honneur d'avoir conseillé, voire même dirigé — de son cabinet — la médication héroïque.

Si le malade ne guérit pas — et le plus souvent il ne guérit pas, parce qu'il a *fait de l'hydrothérapie* d'une façon empirique, aveugle, irrationnelle, brutale — il faut en revenir aux médicaments, et, cette fois-ci, dit le médecin, nous serons plus heureux.

Mais la seconde campagne polypharmaceutique ne réussit pas mieux que la première, et alors le malade s'abandonne aux somnambules, aux charlatans, etc. N'est-ce pas là véridique histoire du plus grand nombre des malades qui sont atteints d'une affection chronique ?

Il ne suffit donc pas, comme nous le disions tout à l'heure, de *faire de l'hydrothérapie* ; il faut encore que l'*hydrothérapie soit bien faite*, c'est-à-dire que cette puissante médication soit appliquée *selon les règles de l'art*. L'hydrothérapie rationnelle, méthodique, scientifique, n'est pas une affaire de robinets, d'appareils ; elle est tout entière, comme l'a dit et démontré son créateur, *dans la main qui dirige la douche, et dans l'intelligence qui dirige la main.*

C'est pour vulgariser la *véritable hydrothérapie*, celle qui ne nuit jamais et qui guérit souvent, que M. Fleury a consacré plusieurs chapitres de son livre à la description détaillée du procédé opératoire hydrothérapique, et qu'il a nettement établi les conditions et les circonstances qui permettent d'appliquer la médication méthodiquement et efficacement, soit au domicile privé du médecin, soit à celui des malades ; mais quelles que soient l'importance et l'utilité des préceptes dogmatiques, il faut encore autre chose : il faut la *démonstration clinique.*

L'hydrothérapie n'occupera définitivement, dans la science et dans la thérapeutique, le rang qui lui appartient, que quand des cliniques hydrothérapiques nosocomiales initieront les générations médicales qui se succèdent dans les hôpitaux à la pratique de la médication par l'eau froide. On l'a déjà dit bien des fois ; il faut le répéter encore ; il faut le répéter jusqu'à ce que l'administration de l'Assistance publique ait compris qu'il y a pour elle un impérieux devoir à remplir.

En attendant, M. Fleury vient de reprendre l'œuvre commencée il y a vingt ans.

C'est par la *Clinique de Bellevue* que M. Fleury

a édifié l'hydrothérapie scientifique ; c'est par la *Clinique de Plessis-Lalande* qu'il va la consolider et la propager (1).

L'établissement créé par M. Fleury à Villiers-sur-Marne (Seine-et-Oise, 40' de Paris), dans l'ancienne résidence des princes de Conti et du duc de Trévise, est unique en Europe pour la beauté et la salubrité de ses conditions topographiques.

Le beau château de Plessis-Lalande, situé sur un plateau élevé de 106 mètres au-dessus du niveau de la mer, domine la vallée de la Marne ; il est largement aéré, bien qu'il soit entouré de bois admirablement disposés pour la promenade à pied, en voiture et à cheval. Du côté du nord et du nord-est, il est abrité par un parc de 80 arpents, enclos de murs, présentant de magnifiques ombrages séculaires et sillonné par des eaux vives.

L'installation hydrothérapique est au niveau de la beauté du site et de la résidence. La salle de douches est un élégant salon, ou plutôt un amphithéâtre scientifique d'un grand caractère, communiquant, d'un côté, avec deux salles destinées aux sudations en étuve sèche et aux bains de vapeur térébenthinée; de l'autre, avec un magnifique cabinet médical, muni d'appareils électriques, de réactifs, de la balance dont M. Fleury a tiré un si grand parti, en ce qui concerne le diagnostic et le pronostic. Deux salles spéciales sont

(1) *Traité thérapeutique et clinique d'hydrothérapie.* 3e édition entièrement refondue. 1 volume grand in-8 de 1,200 pages. Paris, 1867, chez Asselin.

consacrées aux bains de cercles, aux bains de siége à eau courante, aux douches ascendantes rectales, périnéales, vaginales; aux douches lombaires, etc. Des rochers, couverts de plantes alpestres, forment une superbe grotte où se trouve une vaste piscine alimentée par une cascade et par une lame d'eau, dont la projection puissante soulève de véritables vagues. Une salle pour les bains simples ou médicamenteux, une salle pour la pulvérisation et les douches filiformes, trente cabinets vestimentaires et un salon d'attente complètent ce remarquable ensemble, dans toutes les parties duquel de puissants calorifères entretiennent constamment une température de 16° à 18° c.

Un vaste promenoir couvert, muni d'un gymnase, permet de provoquer, en toute saison, une réaction prompte et facile.

La pulvérisation et la filiformisation sont, comme on le sait, d'invention toute récente.

La pulvérisation est externe ou interne. La pulvérisation externe a déjà donné d'excellents résultats dans le traitement des ophthalmies, des maladies du pharynx et du larynx (Chassaignac, Demarquay, Fauvel, etc.); la pulvérisation interne ouvre, par la ***médication bronchique***, une voie nouvelle à la thérapeutique, et, dans son rapport à l'Académie, M. Béclard vient d'en signaler toute l'importance.

La filiformisation fournit à l'hydrothérapie, et spécialement aux médications excitante et révulsive, des agents d'une puissance prodigieuse, dont M. le docteur de Laurès a déjà obtenu de très-bons effets dans le traitement des névralgies et de certaines paralysies.

Voici donc des instruments nouveaux, d'une puissance incontestable, que la thérapeutique a déjà mis en œuvre avec des avantages réels; mais l'expérimentation clinique en est à peine commencée, et il importe de la poursuivre sur une vaste échelle et dans toutes les parties du cadre nosographique. Or, ici, surgissent de sérieuses difficultés.

Les appareils, le temps, les soins qu'exige cette thérapeutique en rendent l'expérimentation impossible — ou du moins très-difficile — au domicile des malades et dans les hôpitaux ; il faut une réunion de conditions, de circonstances qui ne se présentent guère que dans une maison de santé, et spécialement dans un établissement hydrothérapique. Mais cette expérimentation exige encore un expérimentateur habile et prudent, un médecin profondément initié à toutes les difficultés de l'art du diagnostic et de la méthode d'observation ; un médecin qui soit, à un égal degré, physiologiste, pathologiste et thérapeutiste.

Nous croyons que l'établissement de Plessis-Lalande est précisément le lieu où se trouvent réunies toutes ces conditions, et nous espérons que M. Fleury ne faillira pas à une tâche dont le public médical attend de lui l'accomplissement.

E. AUBURTIN.

CLINIQUE HYDROTHÉRAPIQUE

DE

PLESSIS-LALANDE

La plus extrême faiblesse des malades n'est pas une contre-indication à l'emploi de l'hydrothérapie méthodique.

Il est évident que, depuis quelques années, les saines doctrines hydrothérapiques se sont singulièrement vulgarisées, et que l'on commence à posséder une notion exacte de la nature et des moyens de la médication par l'eau froide.

L'importance capitale du procédé opératoire, du *modus faciendi*, n'est plus contestée; les médecins et les malades ont fini par comprendre qu'administrer une douche médicale, ne pouvant jamais être nuisible, et devant être toujours utile dans certaines limites, n'est pas une simple manœuvre mécanique consistant à ouvrir un robinet, mais une véritable opération, exigeant de l'instruction, de l'expérience, du tact, de l'habileté ; une opération qui, pour avoir une valeur thérapeutique quelconque, doit être faite, non par un infirmier, un garçon de bains, un médecin inexpérimenté, mais par un savant, initié à toutes les difficultés du diagnostic, de l'observation médicale et de la pratique hydrothérapique. C'est là un immense progrès, et il était temps qu'il s'accomplit, sous peine de compromettre l'hydrothérapie, et de lui faire perdre la remarquable efficacité qu'elle possède, entre les mains de ceux qui savent l'appliquer méthodiquement, rationnellement, scientifiquement.

Il est cependant encore un préjugé, une erreur généralement accréditée, qu'il importe de déraciner. « L'hydrothérapie, dit-on, ne peut pas être administrée sans inconvénients, sans dangers, aux « personnes frêles, délicates, très-impressionnables, nerveuses, affaiblies, contractant facilement « des angines, des bronchites rebelles, etc. »

Cette assertion, fausse de tous points en ce qui concerne l'hydrothérapie méthodique, est d'autant plus fâcheuse, que c'est précisément pour les personnes placées dans ces conditions, que l'eau froide est un modificateur héroïque et spécifique, que rien ne peut remplacer.

Cette assertion ne repose souvent que sur un préjugé dont l'expérience aurait dû faire justice, ou sur l'un de ces partis pris *a priori*, qui résistent à tous les arguments et à toutes les démonstrations; mais elle s'appuie également, il faut le dire, sur des faits qui semblent la justifier.

Quelle est la signification réelle de ces faits? C'est là ce qu'il importe de déterminer avec précision.

Or, nous n'hésitons pas à l'affirmer de la manière la plus absolue: Toutes les fois que, dans les conditions que nous venons d'indiquer, l'hydrothérapie reste inefficace ou donne de mauvais résultats, il faut mettre en cause non la médication considérée en elle-même, mais la manière dont le modificateur est employé.

Nous l'avons dit bien souvent, et nous ne nous lasserons pas de le répéter : En semblable occurrence, la raison d'être de l'inefficacité ou de la nocuité des douches froides doit être recherchée : 1° dans la température de l'eau ; 2° dans la durée de l'application froide ; 3° dans la puissance de la douche.

1° En dépit des enseignements concordants de la théorie et de la pratique, beaucoup de malades, voire beaucoup de médecins, se figurent encore que l'*on atténue les dangers de l'hydrothérapie* en faisant usage d'*eau mitigée*, c'est-à-dire d'eau à la température de 24 degrés centigrades, cette température devant être lentement et graduellement abaissée.

C'est là une erreur dangereuse, funeste, qui va directement contre le but que l'on veut atteindre. Dans les circonstances dont il s'agit, toute l'efficacité de l'hydrothérapie réside dans la *réaction ;* l'inefficacité ou la nocuité du traitement ne peut avoir d'autre cause que l'*absence d'une réaction convenable.*

Or, qui dit *réaction* implique *action préalable*, et il est physiquement et physiologiquement démontré que l'agent de cette *action* est le *froid à un degré déterminé* (8 à 10° c.).

Avec de l'eau dont la température est au-dessus de ce degré déterminé, vous n'obtiendrez *jamais, quelles que soient les conditions de puissance et de durée de l'application froide*, une réaction convenable, et la réaction sera d'autant moins satisfaisante, que la température de l'eau sera plus élevée De là, l'inefficacité, toujours, et la nocuité, souvent de l'hydrothérapie appliquée pendant l'été, dans les stations maritimes ou thermales ; de là, à l'encontre d'une appréhension et d'une erreur encore trop répandues, l'efficacité de l'hydrothérapie bien administrée pendant l'hiver.

Depuis vingt ans, nous avons observé toutes les variétés individuelles physiologiques et pathologiques qu'il est possible de rencontrer ; *jamais* nous n'avons élevé la température de notre eau, et *toujours* nous avons obtenu une réaction prompte, facile et énergique.

« Lorsque la température de l'eau est plus élevée,
« dit-on, il suffit, pour arriver au même résultat,
« de prolonger la durée de l'application froide, car
« la température du corps ne s'équilibre pas avec
« celle de l'agent extérieur, et celle-ci ne doit qu'a-
« baisser la première de fort peu de chose. »

L'expérience démontre positivement qu'il n'en est pas ainsi. Pour que la réaction soit prompte, facile, énergique, il faut que le système nerveux périphérique soit impressionné d'une manière déterminée, il faut que la température du corps soit *brusquement et rapidement* abaissée de la quantité voulue.

L'on se figure aussi qu'une douche avec de l'eau mitigée est *moins pénible, plus facile à supporter* qu'une douche froide. Nouvelle et radicale erreur ! A moins que la température de l'eau ne soit *trop basse*, ce qui rend la douche froide pénible, c'est l'absence de réaction ou une réaction lente, difficile, qui donnent lieu à une sensation désagréable.

L'on ne veut pas encore admettre que l'hydrothérapie *méthodique* n'est jamais un traitement douloureux, pénible, désagréable, même pendant les froids les plus rigoureux de l'hiver, même pour les personnes les plus impressionnables, les plus délicates.

Nous avons douché un grand nombre d'enfants de tout âge; nous n'en avons jamais vu un seul qui, au bout de quelques jours, n'ait pris sa douche *avec plaisir*. En ce moment même nous douchons ici une petite fille de quatre ans, atteinte d'une fièvre intermittente rebelle. Eh bien! cette enfant prend ses douches en riant.

Quant à ceux qui se figurent qu'à *réaction égale* la température de l'eau doit varier suivant la *force* des sujets, il faut tout simplement les envoyer à l'école.

Plus la *puissance de réaction* est faible, plus l'*action* doit être énergique.

De quelque côté que l'on envisage la question, il faut toujours en revenir à la *réaction*. Or, répétons-le à satiété : la condition absolue, *sine qua non* d'une bonne réaction, c'est l'usage d'eau à une température déterminée.

2° La durée de l'application froide est soumise à des *règles* non moins précises, non moins rigoureusement et nécessairement *déterminées*.

Plus la puissance de réaction est faible, plus la douche doit être courte.

C'est surtout à l'oubli de ce précepte important qu'il faut attribuer l'inefficacité, la nocuité de l'hydrothérapie appliquée à des individus affaiblis, par des mains ignorantes ou inexpérimentées.

Que de fois n'avons-nous pas guéri, par des douches de *quelques secondes*, des malades que des douches de *cinq minutes* avaient failli tuer!

Que des malades trouvent extraordinaire, ridicule qu'on leur impose la peine de se déshabiller uniquement pour prendre une douche de *quinze secondes!* cela se conçoit; mais que des *médecins* puissent dire : « *quel effet curatif peut-on attendre d'une douche de quinze secondes!* » voilà ce qu'on ne peut comprendre.

Répétons cet aphorisme : *une douche trop longue est très-souvent dangereuse, une douche trop courte n'a jamais d'inconvénients.*

3° La percussion est un élément essentiel de la réaction, mais ici encore il faut obéir à des règles rigoureuses, absolues.

Ce qui fait de l'hydrothérapie une médication scientifique, c'est la précision, la nécessité des *règles* qui en régissent le procédé opératoire; c'est la méthode, qui repose sur des faits physiques, mécaniques, physiologiques; sur des démonstrations mathématiques.

Avec une douche trop faible, vous n'obtiendrez *jamais* une bonne réaction ; avec une douche trop forte, vous pourrez produire une contusion, une inflammation, mais la *bonne réaction* vous fera encore défaut.

C'est au mépris de l'expérience, de l'observation, physique et clinique, que certains établissements se *vantent* d'avoir placé leur réservoir à 50 mètres d'élevation !

C'est autant que possible à une atmosphère et demie que doit s'élever la force de percussion des douches hydrothérapiques. Mais ici intervient encore une condition mécanique se rattachant à la dimension des ouvertures par lesquelles l'eau s'échappe. Il faut que les trous de la pomme d'arrosoir, il faut que l'orifice de la douche en jet aient des diamètres *rigoureusement déterminés* : 1 millimètre pour la douche en pluie; un centimètre et demi pour la douche mobile en jet.

Qu'on le sache bien; pour obtenir de l'hydrothérapie, les effets, les résultats qu'elle nous donne tous les jours, il faut *absolument* que toutes les conditions physiques, mécaniques, mathématiques que nous venons d'indiquer soient *rigoureusement observées* — abstraction faite, comme l'a dit naguère, à l'Académie de médecine de Belgique, son illustre président, M. Vleminckx, abstraction faite des qualités individuelles de l'opérateur.

Nous avons dit que la plus extrême faiblesse des malades, loin d'être une contre-indication, une impossibilité à l'emploi de l'hydrothérapie rationnelle, est, au contraire, une indication formelle, pressante; l'eau froide étant le tonique, le reconstitutif par excellence, et les procédés de l'hydrothérapie rationnelle pouvant être *gradués* depuis la douche générale la plus énergique jusqu'à la friction en drap mouillé, jusqu'à la simple compresse froide, et pouvant, par conséquent, être adaptés à toutes les conditions individuelles et pathologiques.

Voici le résumé de quelques observations qui viennent à l'appui de ces assertions :

Obs. I.—Madame B..., 30 ans; constitution frêle, délicate ; tempérament lymphatico-nerveux ; sa mère est morte, jeune, d'une phthisie laryngo-pulmonaire ; son enfance a été très-maladive ; rougeole, scarlatine, coqueluche, angines et bronchites fréquentes. La menstruation s'est établie avec beaucoup de peine à 14 ans, et a été accompagnée de chlorose et de dysménorrhée. Les règles sont restées très-douloureuses et très-abondantes. Mariée à 20 ans, madame B... a trois enfants ;

les grossesses ont été pénibles, accompagnées de vomissements pendant les trois premiers mois ; les accouchements longs, difficiles, suivis d'accidents inflammatoires qui ont été combattus par des saignées générales, des applications de sangsues sur l'abdomen, etc.

Depuis six ans, la santé de madame B... a toujours été en déclinant : amaigrissement progressif ; pendant l'hiver, angines et bronchites continuelles ; pendant l'été, petite toux sèche, persistante et très-fatigante ; grande faiblesse musculaire ; impossibilité de marcher et de se tenir debout, etc.

Appelé en consultation par le médecin de madame B..., nous constatons l'*état actuel* suivant : maigreur extrême ; décoloration de la peau et des membranes muqueuses ; pouls très-petit et très-dépressible, mais régulier et lent, sauf dans les circonstances que nous indiquerons tout à l'heure ; le cœur est petit, les battements sont faibles, clairs, tels qu'on les rencontre dans l'anémie, mais il n'existe aucun signe d'une lésion organique. La poitrine résonne bien, mais le murmure vésiculaire est faible et l'on entend des deux côtés, et dans toute l'étendue des poumons, des râles muqueux et sifflants. Rien au foie ni à la rate. Pharyngite granuleuse et ulcéreuse très-prononcée. La malade ne peut parler pendant un quart d'heure sans éprouver une grande fatigue, des douleurs au niveau des angles inférieurs des omoplates, et sans que la voix ne devienne rauque ou qu'il ne se produise une aphonie complète. L'appétit est irrégulier, capricieux, mais il n'existe ni gastralgie, ni dyspepsie. Abaissement et engorgement considérables de l'utérus.

Tous les jours, vers deux heures de l'après-midi, madame B... a un accès de fièvre parfaitement caractérisé par du frisson, de la chaleur et de la sueur ; le pouls devient alors plus fort et bat de 90 à 100 fois par minute. L'accès se termine vers six heures du soir. Cette *fièvre intermittente* a été vainement combattue par le sulfate de quinine, et c'est elle qui a motivé mon intervention.

Le confrère qui m'appelait en consultation s'attendait à me voir proposer l'hydrothérapie, et, cependant, il ne put en entendre prononcer le nom sans témoigner son *effroi.* « Quoi ! me dit-il, vous « oserez *plonger dans l'eau froide* cette organisa- « tion si faible et si affaiblie ! cette poitrine si déli- « cate, si compromise, si menacée par les lois de « l'hérédité physiologique et pathologique ! cette « malade qui redoute, à tel point, toute impression « frigorifique, qu'elle accumule les vêtements « chauds, et que, pendant l'hiver, elle ne quitte « guère le coin de sa cheminée ! » — « Oui, cher « confrère, fut-il répondu, j'oserai, non pas *plonger* « *madame B... dans l'eau froide*, mais la soumettre « à l'emploi gradué et rationnel des procédés hy- « drothérapiques, et je le ferai précisément, parce « qu'elle se trouve placée dans les conditions que « vous venez de résumer en si bons termes. Que « nous reste-t-il, d'ailleurs, en dehors de l'hydro- « thérapie ? Depuis vingt ans n'avez-vous pas usé, « — et peut-être abusé — de toutes les ressources « de la thérapeutique médicamenteuse, sans en « avoir obtenu la *reconstitution*, la *transformation* « de cet *organisme si faible, si compromis, si me-* « *nacé par les lois de l'hérédité physiologique et pa-* « *thologique ?* N'avez-vous pas épuisé l'action du « fer, du quinquina, des côtelettes, du vin, de « l'huile de foie de morue, des amers, de tous nos « prétendus *toniques et corroborants ?* L'hydrothé- « rapie sera-t-elle plus efficace ? Je l'espère, je le « crois ; mais dans tous les cas *j'affirme* qu'il n'y « a aucun danger, aucun inconvénient à en tenter « l'emploi. »

Des frictions bi-quotidiennes en drap mouillé

inaugurèrent le traitement hydrothérapique quelques jours après ; au bout de deux semaines, elles furent remplacées par des douches générales, en pluie et en jet mitigé, de cinq secondes; cette durée fut graduellement augmentée jusqu'à trente secondes, limite qui n'a jamais été dépassée. Quelques *douches antipériodiques* firent justice des accès fébriles intermittents, et depuis ce moment, la santé de la malade a été sans cesse en s'améliorant.

Aujourd'hui madame B... est fraîche et grasse; elle ne tousse plus ; elle ne s'est pas enrhumée une seule fois depuis deux ans ; elle peut marcher et parler longtemps sans fatigue, sans altération de la voix; plusieurs applications de fer rouge ont fait justice de l'engorgement et du déplacement de l'utérus, combattus, d'ailleurs, par l'action résolutive et tonique de l'hydrothérapie, dont l'action révulsive, puissamment aidée par des douches pharyngiennes par la pulvérisation, à l'eau additionnée de tannin, a fait disparaître du pharynx tout vestige, non-seulement d'ulcérations et de granulations, mais encore de rougeur et d'arborisation; en un mot, la santé de madame B... est aussi bonne que possible.

Cette observation n'a, pour nous, rien d'extraordinaire, car elle est absolument conforme aux résultats habituels de notre pratique, mais elle doit être pour beaucoup de nos confrères un exemple et une leçon. Nous n'hésitons pas à le dire : sur 100 médecins, 95 considèrent l'hydrothérapie comme dangereuse, comme impossible, comme mortelle dans les conditions individuelles et morbides que nous venons d'indiquer, et, tout au contraire, elle est le seul modificateur exerçant une *action physiologique*, une *influence fonctionnelle* assez générales, assez puissantes pour soustraire l'économie au cercle vicieux physiologico-pathologique qui l'entraîne fatalement vers une terminaison funeste.

Obs. II. — Madame X..., âgée de 26 ans ; née de parents bien portants et robustes ; elle est cependant d'une constitution frêle, délicate, d'un tempérament essentiellement nerveux. Elle a eu la rougeole et une coqueluche très-pénible, qui a duré six mois ; depuis cette époque, des bronchites très-fréquentes ont été contractées, et cela aussi bien pendant l'été que pendant l'hiver. La menstruation s'est établie facilement à 13 ans, mais les règles ont toujours été irrégulières et peu abondantes ; il y a deux ans, et un an, des métrorrhagies ont eu lieu sans aucune cause déterminante appréciable ; la dernière s'est prolongée, à divers degrés, pendant trois semaines.

Les fonctions digestives ont toujours été mauvaises depuis l'enfance ; appétit capricieux, digestion pénible ; le vin de quinquina et le fer, sous toutes ses formes, sont restés complétement inefficaces.

Mariée à 17 ans, madame X... n'a pas d'enfant et n'a point fait de fausse couche.

Au mois d'avril 1866, à l'occasion d'une émotion morale vive, suivie d'un refroidissement, aphonie brusque et complète. Le lendemain, la voix revient un peu, mais la malade présente tous les symptômes d'une bronchite aiguë. Depuis cette époque, la toux n'a plus cessé ; elle est ordinairement sèche, incessante, surtout pendant la nuit, dont elle trouble le repos et bannit le sommeil. Au mois de mai, l'appétit se perd complétement ; la malade ne mange plus, dans les vingt-quatre heures, qu'un œuf ou un peu de légumes bientôt rejetés par des vomissements qui, d'ailleurs, se répètent dix et quinze fois par jour. Au mois de juin suivant, se montrent des accès fébriles nocturnes accompagnés de sueurs profuses ; la toux amène parfois l'expectoration des crachats d'un mauvais caractère et quelquefois sanglants. La malade maigrit et s'affaiblit rapidement; le vin de quinquina, le sulfate de quinine, l'arsenic, l'huile de foie de morue, restent inefficaces, et, au mois d'août, M. le docteur Noël m'adresse la malade à Plessis-Lalande, en m'écrivant la lettre suivante :

« Monsieur et honoré maître,

« J'ai diagnostiqué, chez madame X..., une phthisie « au premier degré, caractérisée par une matité assez « prononcée dans la fosse sus-épineuse et au-dessous de « la clavicule du côté droit ; par de la résonnance de la « voix et un prolongement de l'expiration du même « côté et une toux opiniâtre ; comme symptômes géné- « raux, par de l'amaigrissement, de la fièvre le soir, des « sueurs nocturnes et une dyspepsie qui est arrivée à ce « point, que l'odeur seule de la viande grillée provoque « des nausées.

« Il est impossible qu'avec un pareil état des voies « digestives la lésion pulmonaire ne fasse pas de rapides « progrès. Si l'hydrothérapie ne parvient pas à faire « sortir la malade de l'espèce de cercle vicieux dans le- « quel elle est enfermée, il est évident pour moi qu'elle « est perdue.

« Permettez-moi d'ajouter que l'état de madame X.., « réclame impérieusement que le traitement ne soit pas « abandonné aux mains d'une doucheuse même expéri- « mentée ; je sais toutefois que ceci est une recomman- « dation inutile, puisque votre prudence et la sollicitude « dont vous entourez vos malades me sont de sûrs ga- « rants que le traitement sera dirigé comme il doit « l'être.

« Agréez, etc. »

Il serait heureux pour la science et pour l'humanité, que beaucoup de médecins fussent capables d'écrire une semblable lettre !

Un traitement hydrothérapique méthodiquement dirigé a eu tout le succès qu'en attendait M. le docteur Noël. Sous l'influence des douches froides générales et de l'eau de Schwalheim pour boisson, les fonctions digestives sont devenues ce qu'elles n'avaient jamais été, c'est-à-dire satisfaisantes ; depuis trois mois les accès fébriles et les sueurs nocturnes ont entièrement disparu ; les quelques craquements humides qui se faisaient entendre sous la clavicule droite n'existent plus ; la malade ne tousse plus ; elle a notamment engraissé, et fait de longues promenades sans fatigue.

La guérison est-elle définitive ? Oui, s'il n'existe pas de tubercules dans les poumons. Dans le cas contraire, la marche aiguë de la tuberculisation a été enrayée, et si aucune cause morbigène nouvelle ne vient agir, si madame X... ne commet aucune imprudence, si elle se soumet à une bonne hygiène, la *santé fonctionnelle* peut se maintenir pendant de longues années.

Ici encore l'hydrothérapie n'a-t-elle pas été une médication « *héroïque et spécifique* » sans équivalent possible dans l'arsenal pharmaceutique ?

Nous avons montré, dans ces deux observations, les bénéfices que peuvent retirer de l'hydrothérapie méthodique, au double point de vue de l'état général et de la maladie locale, des sujets d'une constitution grêle, délicate, chez lesquels la faiblesse native est devenue une anémie et une asthénie morbides graves, sous l'influence d'une affection pulmonaire accompagnée de troubles digestifs portant une atteinte considérable à l'assimilation, à la nutrition. Les deux faits qui vont suivre sont plus remarquables encore, parce qu'ils font intervenir des malades non plus seulement anémiques et affaiblies, mais des malades rendues exsangues par d'incessantes hémorrhagies, et n'ayant plus manifestement, en présence de la thérapeutique usuelle, médicamenteuse, classique, que peu de jours à vivre.

Obs. III. — Mademoiselle X..., habitant Bruxelles, est âgée de 35 ans; elle a été réglée à 16 ans, la menstruation s'est établie facilement; l'écoulement cataménial est excessivement abondant pendant six à sept jours. En 1849, une tumeur hémorrhoïdale, non soupçonnée jusqu'alors, franchit le sphincter anal et s'étrangle; quatre sangsues sont appliquées, et déterminent un écoulement de sang considérable. La tumeur rentre au bout de trois ou quatre jours.

En 1850, le même phénomène se reproduit; de nouvelles sangsues sont appliquées, et la tumeur rentre encore une fois, mais depuis cette époque, elle est devenue la cause d'accidents qui ont fini par amener l'état fort grave que nous allons décrire tout à l'heure.

De 1850 à 1859, la tumeur sort régulièrement une ou deux fois par jour, lorsque mademoiselle X... fait un effort de défécation ou de miction, lorsqu'elle se baisse, lorsqu'elle fait un mouvement brusque, etc.; elle s'étrangle immédiatement, en donnant lieu aux atroces douleurs que l'on sait accompagner l'étranglement des tumeurs hémorrhoïdales; ces douleurs ne cessent qu'après que la malade a fait rentrer la tumeur en la refoulant avec ses doigts.

De 1859 à 1863, la tumeur sort cinq à six fois chaque jour; cette fréquence augmente encore de 1863 à 1865, et depuis cette dernière année, la tumeur sort presque continuellement, c'est-à-dire aussitôt que mademoiselle X... est debout, qu'elle marche, qu'elle fait un mouvement quelconque. Cet état rend la vie intolérable; la malade ne sort pas de sa chambre, où elle se condamne à une immobilité, dont d'autres causes encore sont venues lui imposer la nécessité.

En 1859, une hémorrhagie excessivement abondante eut lieu par la tumeur hémorrhoïdale; en 1860, trois hémorrhagies semblables se manifestèrent; de 1862 à 1864 une hémorrhagie se déclare le 30 de chaque mois; en 1864, les pertes de sang sont un peu moins fréquentes et moins abondantes. En 1865, des hémorrhagies mensuelles ont lieu pendant quatre mois; puis elles se montrent toutes les semaines, puis tous les jours pendant deux mois, et enfin six, sept et huit fois par jour, et cet état de choses persiste jusqu'au mois de juin 1866, jetant la malade dans une situation physique et morale qui lui fait désirer la mort. A cette époque, grâce aux soins éclairés de M. le docteur Brébart, de Gand, les pertes de sang s'arrêtent, mais notre confrère comprend parfaitement qu'il ne s'agit là que d'un temps d'arrêt de courte durée, que de nouvelles hémorrhagies amèneront rapidement une terminaison fatale, et qu'il faut, à tout prix, débarrasser la malade de la tumeur qui, après avoir pendant dix-huit années empoisonné l'existence de mademoiselle X..., est devenue une cause de mort certaine et imminente.

Mais quel que soit le procédé opératoire pour lequel on se décide, il est impossible de tenter une opération chirurgicale quelconque sur une malade dont l'état général est ainsi profondément délabré, et comment en opérer la reconstitution en présence d'une anorexie complète et d'une dyspepsie qui met obstacle à la digestion, et par conséquent à l'assimilation, des quelques aliments qui sont ingérés avec répugnance et dégoût? Le fer, le quinquina, tous les médicaments dits toniques et corroborants ont été et resteront impuissants.

M. le docteur Brébart qui, déjà plusieurs fois, a pu constater la puissance reconstitutive de l'hydrothérapie méthodique, n'hésite pas à la conseiller, et mademoiselle X... vient s'établir à Plessis-Lalande le 5 août 1866.

État actuel. — La malade est exsangue; la face et

toutes les chairs sont bouffies et comme infiltrées; la peau et toutes les membranes muqueuses — spécialement celles des lèvres, des gencives et des paupières — sont entièrement décolorées; depuis plusieurs mois, les cheveux tombent en abondance; bien qu'ils aient été coupés courts, ceux qui restent sont secs, ternes, et ont l'aspect de la filasse. L'anorexie et la dyspepsie sont à leur *summum*. La viande inspire un dégoût insurmontable. La faiblesse générale est extrême, et mademoiselle X... s'abstient d'ailleurs du moindre exercice, du plus léger mouvement, pour éviter la sortie et l'étranglement de sa tumeur hémorrhoïdale, ainsi que les palpitations et l'essoufflemeut que provoque tout effort, toute contraction musculaire.

Le pouls est très-petit, dépressible; l'auscultation des artères et du cœur donne les signes caractéristiques de l'anémie; l'exploration la plus attentive démontre qu'aucun organe ne présente une lésion organique; le foie, en particulier, paraît être à l'état physiologique, et cependant la malade éprouve assez fréquemment, dans l'hypochondre droit, des douleurs d'une acuité extrême, accompagnées de vomissements opiniâtres; ces phénomènes, qui se reproduisent par *accès* d'une durée variable, laquelle atteint parfois douze heures, ont été rattachés à des *coliques hepatiques*, mais jamais l'expulsion d'un calcul biliaire n'est venue confirmer ce diagnostic. En rapprochant ces accidents des migraines, des céphalalgies violentes dont se plaint souvent mademoiselle X..., il semble plus légitime de les considérer comme étant de nature névralgique (*hépatalgie*).

L'exploration locale donne les résultats suivants. Lorsque la tumeur est rentrée, l'anus ne présente rien de particulier; il n'existe pas de trace de bourrelet hémorrhoïdal externe. En introduisant le doigt dans le rectum, l'on constate que le sphincter anal est très-contracté, et l'on sent une tumeur au côté droit de l'intestin. Si la malade fait un léger effort d'expulsion, cette tumeur apparaît à l'extérieur; elle est du volume d'une noix, violacée, sillonnée par des fissures profondes et saignantes, très-douloureuse à la pression; elle s'étrangle immédiatement, et la malade se hâte de la faire rentrer.

La nécessité d'enlever cette tumeur est évidente, mais nulle opération ne peut être tentée en présence d'une santé générale aussi profondément délabrée. Pour en obtenir la reconstitution, le traitement hydrothérapique est immédiatement commencé (*matin et soir une douche générale en pluie et en éventail*, eau de Schwalhein pour boisson), mais en même temps je dilate le sphincter anal, et j'introduis chaque jour dans le rectum des mèches enduites d'une pommade qui contient, dans des proportions que je modifie suivant les indications, de l'extrait de ratanhia et de l'extrait de belladone.

L'effet de ce traitement a été remarquablement heureux. Au bout d'un mois, l'appétit est très-vif, la malade mange avec plaisir de la viande et digère fort bien. Il n'y a pas eu d'hémorrhagie.

5 octobre. — Le teint et les membranes muqueuses commencent à se colorer; les fonctions digestives ne laissent rien à désirer, et l'appétit est tellement vif, que je suis souvent obligé d'intervenir pour que l'alimentation ne devienne pas excessive. La tumeur sort moins souvent et permet à mademoiselle X... de faire chaque jour plusieurs petites promenades dans le parc; pas d'hémorrhagie (*même traitement*).

5 décembre. — Toute trace d'anémie a disparu; le teint est animé, les cheveux repoussent et ont repris leurs caractères physiologiques; l'état général est excellent. La tumeur ne sort plus guère que pendant les efforts de défécation ou de miction, et sous l'influence de mouvements énergiques et étendus; la malade se promène toute la journée dans le parc, elle va parfois à Paris, le soir elle danse ou fait de la musique; en un mot, elle vit comme tout le monde, si ce n'est qu'elle est obligée parfois de s'absenter et de s'isoler pendant une minute pour faire rentrer sa tumeur. (*L'emploi des mèches est suspendu.*)

5 janvier. — Mademoiselle X... a été passer quelques jours dans sa famille, à Bruxelles, où l'on a eu de la peine

à la reconnaître. Notre bien cher confrère et ami, M. le docteur Brébart, a constaté, avec la plus vive satisfaction, l'excellence des résultats obtenus, et conseille à la malade de s'en tenir là, la santé générale étant aussi bonne que possible, et la tumeur, facilement réductible, ne franchissant plus le sphincter anal qu'accidentellement et à plusieurs jours d'intervalle. Mademoiselle X... reconnaît qu'elle jouit d'un bien-être inconnu depuis quinze ans, que dans les conditions actuelles la vie est non-seulement possible, mais facile, agréable ; cependant, elle redoute tellement le retour des accidents qui, pendant si longtemps, ont fait de son existence une continuelle torture, qu'elle résiste à toutes nos instances, et qu'elle veut absolument être complétement débarrassée de sa tumeur.

Je propose l'ablation par écrasement linéaire, mais la famille redoute l'opération ; M. le professeur Gosselin ayant obtenu de bons résultats de la cautérisation par l'acide azotique, je lui présente la malade, en lui demandant son avis et son intervention ; mais après examen attentif, mon distingué confrère et ami déclare que la tumeur, qui est tout à la fois muqueuse et cutanée, n'est pas dans les conditions favorables à l'application de sa méthode. Il propose la cautérisation avec le fer rouge, mais la malade repousse ce procédé opératoire, et nous en revenons à l'écrasement linéaire.

Le 9 février, mon cher et excellent ami Chassaignac pratique l'opération avec l'habileté qu'on lui connaît. La chloroformisation nous ayant paru présenter des dangers, dès les premières inspirations, est abandonnée ; la section est faite lentement, avec des intervalles assez longs pour permettre à la douleur déterminée par chaque cran de se calmer. La malade supporte l'opération avec beaucoup de patience et de courage, et quinze jours après elle reprend son traitement hydrothérapique pour consolider sa guérison.

Le 5 avril, mademoiselle X... quitte Plessis-Lalande dans un état de santé florissant qui, à l'heure qu'il est, ne s'est pas démenti un instant.

Il serait difficile de trouver une malade plus *faible*, plus épuisée, *plus dépourvue de toute puissance de réaction* que l'était Mademoiselle X... à son arrivée à Plessis-Lalande, et bien des médecins l'auraient jugée *hors d'état de supporter un traitement hydrothérapique;* et cependant l'hydrothérapie *méthodique* a pu être appliquée non-seulement sans danger, sans inconvénient, mais encore avec un succès que l'on aurait demandé en vain à toute autre médication. Est-ce le fer, le quinquina, le vin, les amers, les toniques qui auraieut pu opérer la reconstitution d'un organisme aussi profondément débilité, épuisé?

Mais si l'hydrothérapie méthodique a manifesté ici sa puissance *reconstitutive* d'une façon fort remarquable, elle a montré également sa puissance *révulsive* et *hémostatique*, car si les mèches introduites dans le rectum ont pu, en modifiant la tumeur, combattre efficacement le retour des hémorrhagies, il n'en est pas moins certain, pour moi, que les douches froides ont agi énergiquement dans le même sens, et à ce point de vue il est intéressant de rapprocher ce fait de l'observation que nous avons publiée dans notre livre (3e édition) sous le nº XIII, page 293.

Enfin, mademoiselle X... témoigne en faveur du procédé opératoire dont la science est redevable à M. Chassaignac, et qui constitue certainement l'une des plus belles conquêtes de la chirurgie contemporaine.

Nous appelons toute l'attention de nos lecteurs sur le fait que nous allons résumer ici, car, indépendamment de l'intérêt nosologique qu'il présente, il met en lumière, d'une manière fort remarquable, 1° l'action physiologique et thérapeutique de la *médication hydrothérapique révulsive;* 2° l'importance du procédé opératoire, et la nécessité absolue, dans un grand nombre de cas tout au moins, de l'intervention directe d'un médecin habile et expérimenté.

OBSERV. IV. — Madame X... est âgée de 37 ans; d'une constitution grêle et délicate, d'un tempérament très-nerveux, elle n'a jamais fait de maladie grave, mais pendant toute sa vie elle s'est sentie *très-faible*, et n'a mangé que fort peu, l'appétit ayant toujours été très-mauvais. Elle a été réglée à l'âge de 13 ans; l'écoulement cataménial est régulier, sans douleur, mais depuis son apparition il a toujours été trop abondant.

Madame X... s'est mariée à 17 ans; elle a six enfants qui, tous, sont venus à 7 mois; quatre sont morts quelques jours après la naissance; l'un d'eux a vécu jusqu'à trois ans; le dernier, en 1855, est venu mort au monde.

Depuis la première couche, c'est-à-dire depuis 1847, l'écoulement menstruel est devenu une véritable hémorrhagie, laquelle, chaque mois, plonge la malade dans un état de faiblesse extrême, et cette faiblesse a été sans cesse en augmentant, parce que la reconstitution n'a jamais pu s'opérer complétement pendant aucun des intervalles qui ont séparé les unes des autres les époques cataméniales. D'autres pertes de sang sont, d'ailleurs, venues compliquer la situation; depuis vingt ans, les règles sont presque toujours précédées, accompagnées et suivies d'hémorrhagies intestinales, de crachements ou de vomissements de sang, celui-ci étant rejeté tantôt par hématémèse, tantôt par hémoptysie. Ces hémorrhagies se manifestent brusquement, sans effort, sans toux, sans douleur, et ne sont annoncées que par une sensation de chaleur dans la poitrine ou à l'épigastre.

En juin 1863, madame X... prend un lavement et pratique une injection vaginale ; une douleur subite, excessive, atroce, envahit brusquement le ventre ; la malade tombe sur les genoux, et reste pendant cinq heures dans cette position, sans pouvoir se relever. Elle peut enfin se coucher, et M. le docteur X. est appelé ; il fait appliquer des cataplasmes laudanisés ; au bout de quelques jours, il examine la malade au spéculum, et il déclare au mari qu'elle est atteinte d'un cancer de l'utérus.

Pendant trois années, les choses vont en s'aggravant ; l'on pratique une trentaine de cautérisations avec le nitrate d'argent, et l'on prescrit, sans aucun succès, le fer, le quinquina, les amers, etc., etc.

Le 20 juin 1866, l'on conseille à madame X... de recourir aux lumières de M. le docteur Dumont-Pallier ; notre très-distingué confrère, après un examen attentif et complet, annonce qu'il n'existe ni cancer ni ulcère de l'utérus ; qu'il ne voit là qu'une profonde anémie, provoquée et entretenue par les hémorrhagies dont nous avons parlé.

M. Dumont-Pallier épuise, pendant un mois, toutes les ressources de l'hygiène et de la thérapeutique médicamenteuse pour arracher la malade au cercle vicieux dans lequel elle est enfermée, et dont elle paraît ne devoir sortir que par une mort prochaine. Le 20 juillet, notre confrère nous appelle en consultation, estimant que l'*hydrothérapie méthodique* est la seule médication qui puisse présenter encore quelques chances de succès.

Etat actuel. — Depuis trois ans, madame X.... n'a point quitté sa chambre, ni même son lit, par suite de la faiblesse extrême dans laquelle elle est plongée. La marche, la station, debout ou assise, sont, d'ailleurs, impossibles en raison des douleurs excessives qu'elles provoquent dans le ventre et dans le bassin. L'aspect extérieur est celui d'une personne exsangue ; la malade ne mange presque rien depuis fort longtemps, aussi l'émaciation est-elle très-prononcée. L'exploration la plus attentive de tous les organes — l'utérus excepté — ne fournit, en dehors des signes caractéristiques de l'anémie, que des résultats négatifs. Nous sommes désireux d'examiner l'utérus, mais la malade nous supplie de différer cet examen, parce qu'elle se sent trop faible pour supporter l'application du spéculum, ou même le toucher.

L'hydrothérapie est manifestement indiquée, mais la malade n'est pas transportable pour le moment. Il faut essayer de relever les forces en pratiquant, matin et soir, *une friction en drap mouillé. — Eau de Schwalheim pour boisson.* Le 10 août, madame X... rassemble tout son courage et se fait transporter à Plessis-Lalande.

Il nous est impossible d'exposer, dans tous ses détails, un traitement qui n'a pas duré moins d'un an ; nous en résumerons seulement les circonstances les plus importantes.

Pendant deux mois, madame X... est portée sous la douche ; celle-ci, qui est une simple douche générale en pluie, ne dure que quelques secondes.

Vers le troisième mois, la malade vient à pied appuyée sur les bras de deux hommes, et nous commençons l'usage de la douche mobile en éventail. Le traitement se poursuit dès lors dans ses conditions habituelles, mais la diathèse hémorrhagique nous suscite des difficultés que, malgré notre longue expérience, nous avons beaucoup de peine à vaincre.

En effet; si, pour combattre l'hémorrhagie utérine ou intestinale, nous douchons la partie supérieure du tronc et les membres thoraciques, il survient une hématémèse ou une hémoptysie. Si, pour combattre ces hémorrhagies, nous douchons les lombes, le bassin et les membres inférieurs, il survient une hémorrhagie utérine ou intestinale. Ce qu'il nous a fallu de soins, d'attention, de méthode, de prudence, pour amener la révulsion à ses justes limites et pour établir l'équilibre de la circulation, nous ne saurions le dire.

Au mois de février, la malade commence à faire de petites promenades, et l'appétit devient assez vif.

Depuis ce moment l'amélioration va régulièrement croissant, et la malade quitte Plessis-Lalande le 5 juillet 1867, dans l'état suivant :

Le teint est bon, l'embonpoint satisfaisant; madame X... reste levée toute la journée, et fait d'un pas rapide et léger de longues promenades; les règles sont régulières et beaucoup moins abondantes; depuis cinq mois il ne s'est pas montré une seule hémorrhagie intestinale, gastrique ou pulmonaire. L'utérus présente une antéversion assez prononcée; le col est volumineux et induré; nous nous réservons de pratiquer, s'il y a lieu, quelques cautérisations avec le fer rouge, mais la santé étant satisfaisante, madame X... nous prie de la laisser jouir pendant quelque temps d'un bien-être dont elle a été privée pendant si longtemps.

Nous le demandons à tout médecin éclairé et impartial, l'hydrothérapie n'a-t-elle pas été dans cette circonstance une médication héroïque et spécifique? Par quel autre moyen aurait-on pu exercer sur le sang et la circulation l'action *régulatrice et reconstitutive* qui nous a donné un si beau résultat?

Nous avons voulu démontrer, une fois encore, que la plus extrême faiblesse n'est point une contre-indication de l'hydrothérapie méthodique, et que, tout au contraire, elle exige impérieusement l'emploi d'une médication qui, par son action physiologique, peut seule arracher les malades au cercle vicieux dans lequel ils sont enfermés. Les quatre observations que nous venons de rapporter ne justifient-elles point péremptoirement notre assertion ?

DU TRAITEMENT HYDROTHÉRAPIQUE DES FIÈVRES INTERMITTENTES MILITAIRES.

Le traitement hydrothérapique des fièvres intermittentes a définitivement gagné son procès depuis longtemps, et « *la vérité n'a rien perdu à triompher tard.* »

Il est bien encore quelques Burgraves encroûtés dans la routine et le préjugé, qui s'obstinent à nier l'évidence ; quelques glorieux, qui veulent que leur nom soit inscrit au Panthéon de la science, parce qu'ils ont frotté des galeux avec une huile quelconque, mais qui ne peuvent se résigner à accepter un progrès accompli par un confrère ; quelques paresseux cupides, qui trouvent plus commode et plus lucratif d'empoisonner leurs fiévreux avec du sulfate de quinine et de l'acide arsénieux, plutôt que de les traiter, ou de les faire traiter, par l'hydrothérapie ; mais nous avons perdu l'espoir — et même le désir — de vaincre le parti-pris, et nous entendons rester fidèle à notre devise : *Pax hominibus malæ voluntatis.*

Voici cependant deux observations que nous croyons utile de publier, parce qu'elles répondent aux deux principales objections qui nous ont été faites à une époque où nous avions encore la folie de vouloir rivaliser avec le héros de Cervantes.

Il s'agit, en effet, de *fièvres militaires*, puisque nos malades sont des officiers de notre armée, et il ne s'agit pas de *fièvres nées sous le climat de Paris*, puisque ces fièvres sont nées sous le climat mexicain.

Ces deux faits présentent, d'ailleurs, un intérêt nosographique et thérapeutique, qui les recommande à l'attention des praticiens.

Observ. V. — M. X..., fils d'un sénateur qui a joué un rôle important au Mexique, est officier dans la Légion étrangère. D'une constitution robuste, il a toujours joui d'une santé excellente, qui, pendant quatre années de campagne en Afrique, ne s'est pas démentie un instant.

Au mois de janvier 1864, M. X... est dirigé sur le Mexique, et, pendant deux années et demie, sa santé se maintient encore.

Au mois de juin 1866, en revenant d'une expédition dans les terres chaudes de Tamaulipas, il traverse le pays marécageux de Rio Verde, et arrivé à San Luis de Potosi, il subit l'atteinte d'une fièvre intermittente grave.

La fièvre est quotidienne; les phénomènes fébriles sont peu intenses, mais ils sont accompagnés d'un grand malaise général, de bourdonnements d'oreilles, de douleurs névralgiques violentes dans le thorax, d'une céphalalgie atroce et d'une prostration générale telle, que le malade ne peut pas quitter son lit. Un érythème noueux envahit les quatre membres, et les jambes deviennent le siége d'un œdème considérable.

Malgré l'administration du sulfate de quinine, du vin de quinquina, du fer, etc., cet état morbide persiste 53 jours, pendant lesquels le malade est resté constamment alité.

M. X... sort de l'hôpital le 60e jour, c'est-à-dire à peine convalescent, et part en expédition pour Alamos de Catorce. Il fait une marche très-pénible de 11 lieues par un temps épouvantable, et, de retour à Matehuala, la fièvre reparaît avec tous ses caractères primitifs. Le sulfate de quinine est administré à hautes doses pendant huit jours, et ne produit qu'une légère amélioration. Le 12e jour, M. X... est placé sur une charrette et dirigé vers Mexico. En route, il est obligé de s'arrêter pendant dix jours dans l'hôpital de Queretaro.

A Mexico, l'on donne la liqueur de Fowler, et n'en obtenant pas le résultat désiré, l'on fait pratiquer des affusions froides. Au bout de six semaines, M. X... est beaucoup mieux, et le 4 janvier 1867, il monte à cheval pour se rendre à la Vera-Crux, où il s'embarque le 5 février, n'ayant eu en route qu'un seul accès de fièvre.

La traversée se passe bien, malgré sa longue durée, car l'on s'arrête à Santiago, à la Martinique et à Oran.

Le 27 avril, M. X... débarque à Marseille et il arrive à Paris le 5 mai. Trois jours après, c'est-à-dire le 8 mai, la fièvre se montre de nouveau, présentant toujours les mêmes caractères et accompagnée, cette fois, de douleurs dans l'hypochondre droit et d'un ictère peu intense. Un vésicatoire est appliqué sur la région du foie, et du sulfate de quinine est encore administré.

Le 29 mai, M. le docteur Libermann nous adresse le malade, et la lettre suivante :

« Paris, 29 mai.

« Monsieur et très-honoré confrère,

« J'ai l'honneur de vous adresser M. X..., lieutenant à la Légion étrangère.

« Cet officier a été pris, à Saint-Louis (Mexique), d'une fièvre intermittente grave, qui, d'abord modifiée par le sulfate de quinine, ne tarda pas à se montrer rebelle à la médication quinique. La fièvre se compliqua rapidement d'une anémie profonde, qui se traduisit par de l'anasarque ; l'œdème était surtout marqué aux extrémités inférieures ; la face était bouffie, l'abdomen contenait relativement moins de liquide.

« Aux phénomènes de l'anasarque vinrent se joindre des symptômes nerveux graves : douleurs dans tous les membres, surtout dans les membres inférieurs ; la marche était impossible, non à cause de l'œdème, mais de la faiblesse du malade. A l'examen du rachis, à la pression des apophyses épineuses, on ne découvrait rien dans la moelle.

« La fièvre revenait tous les jours à des heures irrégulières ; tantôt, et c'était le cas le plus rare, avec ses trois stades bien marqués ; le plus souvent deux stades étaient supprimés, et le malade n'éprouvait qu'une vive chaleur, accompagnée de phénomènes nerveux insolites, tels que bourdonnement des oreilles, névralgies sus et sous-orbitaires, etc., etc. D'autres fois, l'accès ne se traduisait que par des phénomènes nerveux.

« Au milieu de cet appareil de symptômes, le volume de la rate n'était que peu augmenté, et le foie ne dépassait le rebord des fausses côtes que de 2 centimètres. L'appétit était à peu près nul.

« C'est dans cet état que je vis notre malade. Je conseillai immédiatement l'hydrothérapie. Malheureusement, au Mexique, il n'existe aucun établissement hydrothérapique ; je fus donc forcé de lui recommander de simples affusions d'eau froide. On jetait d'une hauteur de 2 mètres, sur la tête et la colonne vertébrale, deux arrosoirs remplis d'eau. Immédiatement après, on enveloppait le malade dans une couverture de laine, on le frottait pendant dix minutes, et on le laissait ainsi jusqu'au moment où il commençait à suer.

« Le malade prenait aussi, chaque jour, 0,05 centigr. d'arsenic.

« Sous l'influence de ce traitement, quelque insuffisant qu'il fût, la fièvre cessa, et l'anasarque disparut presque complétement. Les forces et l'appétit revinrent.

« Mon malade quitta ensuite le Mexique ainsi que moi.

Je le revis il y a quelques jours à Paris. La fièvre était revenue. Elle survient tous les jours irrégulièrement vers le soir, se traduit par un peu de chaleur, de fréquence du pouls et de phénomènes nerveux : surdité, contracture des muscles de la mâchoire, etc. Il n'y a, en ce moment, ni hypertrophie de la rate ni du foie. Un peu d'œdème des jambes ; pas de phénomènes du côté des voies digestives.

« Persuadé que l'hydrothérapie est le meilleur moyen de guérison dans ce cas, je ne pouvais le remettre dans des mains plus autorisées que celles du fondateur de l'hydrothérapie scientifique, dont je me déclare, en terminant, un des admirateurs sincères et dévoués.

« Veuillez recevoir, Monsieur et honoré confrère, l'expression de ma considération la plus distinguée.

« Dr H. LIBERMANN,

« *médecin major.* »

Le traitement hydrothérapique a été commencé le 30 mai. La huitième douche a coupé les accès fébriles, qui ne se sont plus reproduits. Dès lors, nous avons vu disparaître, d'une manière régulièrement progressive, les douleurs névralgiques, le malaise général, la teinte sub-ictérique de la peau, l'œdème des membres inférieurs ; en un mot, tous les phénomènes morbides qui ont été indiqués, et qui depuis dix-huit mois avaient résisté à tous les efforts de la thérapeutique usuelle, et n'avaient été favorablement modifiés que par des *affusions froides.*

Le 14 juillet, M. X... quitte Plessis-Lalande dans un état de santé qui ne laisse rien à désirer ; l'appétit est excellent et les forces sont complétement revenues. Nous aurions voulu consolider cette remarquable guérison, mais M. X... n'a plus qu'un mois de congé, et il veut le passer dans sa famille avant de partir pour l'Afrique.

Nous venons de montrer l'hydrothérapie méthodique faisant rapidement justice d'une cachexie paludique grave, ayant résisté au sulfate de quinine, au quinquina, à l'arsenic, etc.; nous allons voir l'eau froide rendre à la santé un jeune homme dont la vie était mise en péril imminent par la réunion de quatre cachexies différentes (*cachexie paludique, cachexie quinique, cachexie syphilitique, cachexie iodo-mercurielle*), et opérer l'une de ces guérisons remarquables que l'on ne saurait trop méditer :

Observ. VI. — M. le comte de X..., officier de cavalerie, est âgé de 27 ans, d'une taille élevée, d'une constitution grêle et délicate, d'un tempérament lymphatique. Au mois de décembre 1863, il est dirigé sur le Mexique, où il continue à jouir d'une très-bonne santé jusqu'au mois de juillet 1864. A cette époque, il prend part à une expédition partie de Huastero; la route s'accomplit par un temps très-pluvieux; M. de X... passe plusieurs nuits dans l'eau, et, arrivé le 20 juillet à Huanchinango, après une marche nocturne, il y est pris, vers cinq heures du soir, d'un accès de fièvre qui dure quatre heures, et qui est caractérisé par des frissons et de la chaleur, la sueur faisant défaut, ainsi que cela a été le cas dans les nombreux accès fébriles éprouvés par le malade pendant trois ans.

Pendant un mois de séjour à Tulancingo, l'on observe cinq ou six accès irréguliers.

Dans les premiers jours d'octobre, M. de X... rentre à Tacubaya, près Mexico, et pendant trois mois, il a des accès quotidiens, qui commencent, chaque jour, vers quatre heures du soir et se prolongent jusqu'à minuit. Ils sont accompagnés d'une très-violente céphalalgie.

Pendant ces trois mois l'on administre au malade une

énorme quantité de sulfate de quinine. Le 25 décembre, M. de X... constate, avec terreur, qu'il a complétement perdu la vue et l'ouïe du côté droit. Le sulfate de quinine est supprimé, et les accès fébriles cessent d'être réguliers.

Le 31 décembre, M. de X... se remet en route pour aller faire le siége de Oajaca; les accès ne se montrent qu'irrégulièrement, mais une violente céphalalgie se fait sentir tous les soirs.

Les troubles de l'audition et de la vision ont diminué graduellement, et le 15 février 1865, les fonctions s'exercent dans leur intégrité.

M. de X... revient à Mexico vers la fin de février, et en repart le 2 avril pour se rendre à Durango; pendant ces six semaines il a plusieurs accès irréguliers (*vin de quinquina, quassia amara*).

Pendant la route, qui s'accomplit en trois mois, se montrent des accès irréguliers de plus en plus violents.

M. de X... arrive à Durango le 20 juin, il y reste pendant un mois, *et il y prend chaque jour un bain froid, en se plongeant dans une piscine.* — PAS DE FIÈVRE.

Le 20 juillet, le malade quitte Durango pour se rendre à San Luis-Potosi, et pendant la route, qui est d'un mois, quelques accès irréguliers se manifestent. Pendant cinq mois de séjour à San Luis, *il prend chaque jour un bain froid; les accès ne se reproduisent pas*, et la santé générale s'améliore notablement.

Dans les premiers jours de janvier 1866, M. de X... part pour Saltillo, et, pendant la route, il fait une pointe sur Parras. L'expédition se fait par un temps épouvantable; pendant quatre jours et quatre nuits la pluie tombe par torrents; le malade ne dort pas, mange à peine et ne peut changer de vêtements. A l'arrivée à Saltillo, dans les premiers jours de mars, la fièvre reparaît, et, pendant quinze jours, M. de X.. a des accès tierces très-violents. *L'on administre de nouveau du sulfate de quinine*, mais la vue s'affaiblit et le médicament est remplacé par des *bains froids.* — *La* FIÈVRE DISPARAIT.

M. de X... quitte Saltillo le 5 août, et, après dix jours

de route, accomplie par un temps très-humide, des accès fébriles irréguliers se montrent de nouveau à Venado. Le malade prend des *bains froids de rivière*, et les accès sont encore une fois coupés.

Revenu à San Luis, M. de X... est pris d'un véritable désespoir en voyant de nouveaux accès irréguliers se produire, et n'ayant ni piscine ni rivière à sa disposition, *il prend des bains froids en se faisant descendre dans un puits!* Mais cette fois la fièvre persiste, et le malade tombe dans une grande prostration.

De San Luis à Mexico, de Mexico à Puebla, de Puebla à Vera-Cruz, le malade a tantôt plusieurs accès tierces, tantôt des accès irréguliers à des intervalles plus ou moins longs.

M. de X... s'embarque le 19 janvier 1867; pendant la traversée de Vera-Cruz à la Havane, pas d'accès. — A la Havane, un accès en dix jours. — De la Havane à la Nouvelle-Orléans pas de fièvre.—Le 8 février, M. de X... s'embarque sur le Mississipi, et il a des accès de fièvre pendant quinze jours.

A Saint-Louis de Missouri, des accès tantôt tierces, tantôt quartes se montrent pendant un mois, et l'état général devient de plus en plus mauvais. M. de X... reçoit les soins du docteur Johnson, lequel déclare dans un certificat légalisé, que M. le comte de X... *est atteint d'une fièvre intermittente chronique, compliquee d'une hypertrophie et d'une induration de la rate avec grande débilité générale.*

Au Canada, M. de X... est soumis à un froid très-rigoureux, et un accès violent éclate pendant la route; un second se montre en chemin de fer, dans le trajet de New-York à Washington; enfin M. de X... s'embarque pour la France; il n'a pas d'accès pendant la traversée, et le 5 avril il arrive à Paris.

Mais l'intoxication paludique n'a pas été seule à compromettre, de la manière la plus grave, la santé de M. de X....

Le 4 août, 1866, à Mexico, il se développe un chancre induré, pour lequel le malade reçoit les soins de M. le docteur Coindet. Le protoiodure de mercure est administré à la dose de 5 à 25 centigr. par jour. A Venado apparaît une stomatite mercurielle très-intense ; le traitement est suspendu pendant quinze jours, et repris à la dose de 25 centigrammes.

Malgré ce traitement énergique, des accidents secondaires se développent avec une grande intensité sur la peau, le pharynx et la langue. M. le docteur Libermann pratique de nombreuses cautérisations et prescrit de nouveau le protoiodure de mercure à la dose 8 à 10 pilules par jour ; il administre en même temps du chlorate de potasse, pour prévenir la salivation.

Au mois de décembre 1866, le mercure est supprimé et le malade prend de l'iodure de potassium dont la dose est rapidement portée à 3 grammes par jour. Cette dernière quantité a été prise jusqu'au 5 avril, jour de l'arrivée du malade à Paris.

Le 12 avril, M. de X.... est à bout de forces, et il réclame les soins éclairés de notre distingué confrère et excellent ami M. le docteur Guéneau de Massy. L'éminent praticien conseille l'hydrothérapie, et nous adresse le malade, lequel s'installe à Plessis-Lalande, le 15 avril.

Etat actuel. — Amaigrissement considérable, teint hâve, terreux, d'un jaune gris ; yeux profondément excavés et cernés ; aspect cachectique des plus prononcés ; faiblesse extrême ; c'est à peine si le malade peut faire quelques pas ; anorexie et dyspepsie ; anémie et cachexie ; les membranes muqueuses sont décolorées ; bruits caractéristiques au cœur et dans les vaisseaux du cou ; les organes thoraciques ne présentent aucune lésion.

Le volume du foie est considérablement augmenté ; il dépasse le rebord costal de 11 cent. et la ligne médiane de 6. La rate est énorme, et donne à la palpation la sensation d'une tumeur très-résistante ; son diamètre vertical est de 17 centimètres ; elle est le siége de douleurs très-fréquentes et très-aiguës.

Les accidents secondaires ne sont plus représentés que par des fissures linguales et quelques plaques de psoriasis palmaire.

15 *mai.* — Le traitement hydrothérapique produit ses effets accoutumés ; l'état général s'améliore ; le teint est meilleur, l'appétit se développe, les digestions sont plus faciles, le foie diminue graduellement de volume. Cependant la rate se montre plus rebelle à l'action des douches résolutives, et elle est encore souvent le siége de douleurs très-vives; double circonstance qui m'inspire quelques inquiétudes en ce qui concerne la nature de la lésion splénique. Pas trace d'accès fébrile.

15 *juin.* — L'état général s'améliore de plus en plus; l'appétit est vif, la digestion excellente, les forces musculaires permettent à M. de X... de faire de l'exercice et de mener une vie fort active. Le foie est rentré dans ses limites physiologiques; la rate présente encore 10 centimètres de diamètre vertical, et les douleurs persistent.

Les accidents secondaires ont reparu avec intensité, sous forme de roséole très-caractérisée et d'ulcérations dans la bouche et le pharynx ; le malade s'en inquiète vivement et me demande de lui donner du mercure, mais je m'y refuse.

15 *juillet.* — L'état général est excellent ; toute trace d'anémie et de cachexie a disparu ; les fonctions digestives et les forces ne laissent rien à désirer ; le diamètre vertical de la rate est de 5 centim., et depuis quinze jours M. de X... n'a pas éprouvé la plus légère douleur splénique.

La roséole a beaucoup diminué ; quelques cautérisations ont été pratiquées dans la bouche et le pharynx, soit avec de l'acide chlorhydrique, soit avec du nitrate acide de mercure. J'estime qu'il serait bon *maintenant*, d'administrer de petites doses (5 à 10 centigr.) de protoiodure de mercure, et cette opinion est confirmée par Ricord dans une consultation.

1er *Septembre.* — La guérison est complète de tous points, et M. de X... ne s'est jamais aussi bien porté; mais il veut, avec raison, consolider cette guérison qu'il n'espérait plus, et il demande un dernier mois de congé. Soumis, à cet effet, à une visite médicale, il est examiné par le docteur Fick, qui lui dit :

— Vous êtes à Plessis-Lalande ?

— Oui, Monsieur le major.

— Et vous êtes traité par l'hydrothérapie ?

— En effet.

— Oui; *c'est la manie de Fleury de traiter les fièvres intermittentes par l'eau froide.* Eh bien, mon cher lieutenant, vous feriez mieux de prendre du sulfate de quinine, du quinquina et de manger des côtelettes !

— Mais, mon cher major, je n'ai pris que trop de sulfate de quinine, et ce n'est que grâce à l'hydrothérapie que je puis digérer toutes les côtelettes que je mange.

« Oui, dirons-nous à notre tour à notre honorable « confrère : Nous avons, en effet, la *manie* de trai- « ter les fièvres intermittentes par l'hydrothérapie, « mais pour être juste vous auriez dû ajouter que « cette *manie* en a engendré une autre :

« La *manie* de guérir, mieux et plus vite, les « fièvres intermittentes que vous pourriez guérir « par le sulfate de quinine, l'arsenic, etc., et de « guérir complétement les malades que vous ne « guérissez pas du tout, — mais que vous plongez « dans la cachexie quinique.

« Les faits que nous avons publiés depuis vingt « ans ne vous paraissent pas encore suffisants, « cher confrère? — Vous en aurez d'autres, et le « temps viendra, soyez-en sûr, où les médecins « militaires ne pourront plus contester l'admirable « efficacité de l'hydrothérapie méthodique appli- « quée au traitement des fièvres intermittentes,

« que celles-ci soient civiles ou militaires, pari-
« siennes, départementales ou algériennes, ré-
« centes ou anciennes, bénignes ou graves et re-
« belles.

« En attendant, permettez-nous, cher confrère, « de signaler à votre attention quelques points fort « importants, que met en lumière l'observation ci-« dessus; »

A savoir :

1° L'influence exercée sur le développement et les retours de la fièvre paludique par les modificateurs hygiéniques : *vicissitudes atmosphériques*, *humidité*, *marches nocturnes*, *fatigues*, *alimentation insuffisante*, etc.

2° L'influence heureuse exercée par la navigation sur mer; influence qui devient immédiatement fâcheuse lorsque la navigation s'opère sur le Mississipi.

3° L'inefficacité d'abord et la nocuité ensuite, du sulfate de quinine.

4° L'efficacité relative des bains froids, lesquels — conformément à ce que nous avons établi — peuvent bien couper pour un certain temps *les accès fébriles*, mais sont impuissants à ramener les organes hypérémiés à leurs limites physiologiques et à guérir *la maladie paludique*.

5° L'inefficacité d'abord, et la nocuité ensuite, du protoiodure de mercure et de l'iodure de potassium, tant que le malade est placé dans de mauvaises conditions hygiéniques et qu'il est débilité, anémique, cachectique.

6° La manière favorable dont ces médicaments agissent, à dose beaucoup moins élevée, dès qu'ils sont administrés alors que l'hydrothérapie a reconstitué l'état général et modifié les fonctions d'absorption et de nutrition.

7° La puissance exphorétique de l'eau froide, qui provoque la manifestation extérieure du virus, dès que l'état cachectique est heureusement modifié.

8° Enfin, la spécificité et l'action thérapeutique multiple de l'hydrothérapie, laquelle à elle seule fait justice d'un état morbide aussi complexe et aussi grave.

BROUSSAIS ET LA MÉDECINE PHYSIOLOGIQUE

Notre confrère M. le docteur Guardia vient d'écrire sur *la Médecine d'observation et les doctrines médicales en France depuis la Révolution*, un article plein de verve que nous voudrions pouvoir reproduire ici dans son intégralité; le caractère de ce livre ne nous le permettant pas, nous ne pouvons qu'engager nos lecteurs à le lire dans la *Gazette médicale de Paris* (n° du 16 novembre); toutefois, l'hydrothérapie est trop intéressée à la propagation des doctrines que défend l'auteur, pour que nous puissions nous dispenser de citer les passages les plus saillants de ce remarquable travail.

Le spectacle de la mort ne peut être utile et profitable qu'autant que l'histoire de la maladie est connue. Si l'on ne connaît pas l'origine, les symptômes successifs, la marche et la terminaison de la maladie, en un mot, ces altérations seront tout au plus matière à description; elles pourront donner lieu à des considérations purement anatomiques, mais elles ne représenteront que la *pathologie morte*, si toutefois ces deux mots peuvent s'associer, car *la pathologie suppose la vie; elle est inséparable de la physiologie.*

...Laennec, cet observateur exact et vétilleux, prétendait, ainsi que Bayle, fonder la distinction des maladies sur la nature des lésions organiques. En d'autres termes, *il voulait fonder la nosologie sur l'anatomie pathologique*, subordonnant à la mort la science qui étudie les maladies pour les guérir... Il subordonnait l'étude des corps, la plus difficile de toutes, *à la détermination des lésions;* comme s'il suffisait de connaître le siége d'une altération pathologique pour connaître la nature du mal.

...L'étiologie des symptômes, distincte de l'étiologie de *l'affection primitive*, peut-elle fournir au médecin les véritables indications curatives? Et qu'est-ce que la lésion locale peut apprendre sur la nature du mal à l'observateur *qui n'a point renoncé à la thérapeutique pour l'anatomie?* Ce n'est point en effet de la considération purement anatomique de l'état local que sont nés les procédés curatifs et les bonnes méthodes de traitement.

...Le tort des médecins de l'école anatomique a été d'imiter les anatomistes, qui n'ont pas, en disséquant les organes, *à se préoccuper des fonctions*. N'est-ce pas une présomption puérile de prétendre déterminer la nature du mal *d'après l'inspection cadavérique*, après que le mal et la cause du mal ont disparu? Et comment déterminer les caractères organiques d'une maladie d'après l'examen *des organes morts?* En supposant que le spectacle des désordres organiques puisse donner une idée telle quelle du travail intime qui a produit la désorganisation ou l'altération locale, l'analyse anatomique la plus irréprochable donnera-t-elle raison des conditions dans lesquelles s'est opéré ce travail et des influences diverses qui l'ont activé ou ralenti? L'histoire de la mort, fût-elle exactement vraie, rendra-t-elle compte des troubles de la vitalité, des manifestations successives et des causes prochaines de la maladie?

...On nous dira, en faveur des médecins anatomistes, que ces inspecteurs de la mort ont distingué les lésions en vitales et organiques, et les symptômes en physiologiques et mécaniques, mais nous connaissons ces distinctions scolastiques, et depuis longtemps leur inanité nous a frappé.

...En définitive, les altérations organiques n'offrent qu'un intérêt de curiosité, quand on les considère indépendamment des symptômes et de la marche des maladies.

...Et les maladies mortelles qui ne laissent point de traces appréciables dans l'organisation? Grand embarras pour des sectaires qui prétendaient réduire à néant les théories pathologiques reconnaissant des lésions d'action vitale ou de la vitalité ; qui considéraient la maladie comme une altération de la texture des organes, et les symptômes comme une manifestation des désordres organiques; car tout se réduisait pour eux à ces deux termes, symptômes et altérations, celles-ci produisant ceux-là, et les deux constituant la maladie.

Et la maladie elle-même, d'où vient-elle? Comment est-elle née? Est-elle l'effet d'une cause inconnue, mystérieuse? Et les symptômes, les désordres organiques procèdent-ils de la maladie ou de cette cause indéterminée? Comment résoudre ce problème, si l'on ignore les lois de la vie, les conditions de la vitalité, ses aberrations ou ses écarts? Décrire les altérations cadavériques, énumérer les symptômes, compter les malades qui ont succombé et ceux qui ont survécu, est-ce là toute la médecine?

L'anatomie pathologique constate des lésions et les décrit; la statistique, son auxiliaire, relève les faits et les classe à sa manière. Toutes les deux donnent des résultats, l'une en descriptions, l'autre en chiffres; mais elles ne rendent raison de rien. De leurs travaux réunis on ne retire aucun profit sérieux, aucun moyen de prévoir ou de prévenir, chose essentielle, car la médecine est un art réparateur et prévoyant, qui ne saurait se passer de la connaissance des causes, soit pour détourner le mal par la prophylaxie, soit pour l'extirper ou l'adoucir par la thérapeutique.

.... Broussais, méconnu de notre génération, n'a pas fait seulement œuvre de négation et de critique : il a fondé et affirmé. Il y a dans son héritage des vérités qui ne passeront point. Ce grand agitateur était aussi un réformateur,

Broussais proclamait la médecine *physiologique* parce qu'il voulait fonder l'art médical sur la connaissance de toutes les modifications dont la vie est susceptible. Et avec raison, car c'est en se modifiant sans cesse que l'économie vivante maintient sa vitalité; c'est par des modifications diverses que la vitalité est menacée, compromise, ruinée ou remise en équilibre. Passer de la physiologie à la pathologie, c'est suivre les lois de l'organisation vivante dans deux états différents, et s'élever par la comparaison, par la corrélation de ces deux états jusqu'aux principes de la thérapeutique.

Connaître les organes sains et malades, c'est beaucoup sans doute ; mais savoir à quelles conditions s'entretient et s'altère la santé de ces mêmes organes, c'est apprendre à les guérir, en empêchant ou en provoquant certaines modifications. Pour déterminer la valeur des symptômes, il ne suffit point de connaître la nature du mal et de constater la coexistence de la correspondance des altérations organiques avec les signes extérieurs. Les organes et les tissus subissent des modifications incessantes; ils ne vivent qu'à la condition de se renouveler sans cesse; ils agissent et réagissent sans relâche, liés entre eux par des rapports de continuité, de sympathie et de synergie, stimulés par les agents physiologiques et par le travail intime qui en défait et refait continuellement la trame. La substance de l'organisme est toujours en mouvement. Il y a des agents qui entretiennent les fonctions ; il y en a d'autres qui les dérangent, et d'autres enfin qui les rétablissent plus ou moins dans leur intégrité. De là les trois divisions fondamentales de la science de l'organisation vivante : l'Hygiène, la Pathologie, la Thérapeutique.

Ce qui est vrai des agents extérieurs, l'est également des conditions organiques et vitales et de l'influence des organes et des fonctions, les uns sur les autres. C'est au physiologiste et au médecin qu'il appartient d'étudier l'action de ces agents, le résultat de ces conditions et de ces influences. En d'autres termes, il s'agit de connaître la vie, sinon dans son essence, ce qui ne paraît pas possible, du moins dans ses divers modes, sous peine de diriger au hasard l'action des agents et des influences modificatives.

Il ne suffit donc pas de connaître la partie mécanique de l'organisme ; il faut encore ouvrir les yeux de l'intelligence *sur les fonctions* ou opérations vitales, et acquérir par l'observation la connaissance des modifications habituelles et des modifications possibles dans des circonstances déterminées Point n'est besoin pour cela de définir la vie, ni de pénétrer dans la structure intime des organes. C'est en suivant cette voie rationnelle et sûre qu'on marche au but, et qu'on évite les excès de la mécanique, du mysticisme et de la métaphysique creuse.

Ceux qui, depuis vingt ans, nous ont fait l'honneur de suivre nos travaux et de lire nos publications, comprendront la satisfaction que nous éprouvons en voyant développer avec autant de talent les doctrines que nous avons opposées à celles de l'école organiciste, anatomique, anatomo-pathologique, et que nous avons invoquées pour faire prévaloir la médecine physiologique, l'étiologie, la pathogénie et la thérapeutique fonctionnelles.

Pourquoi faut-il que nous terminions par une protestation?

Aujourd'hui, dit M. Guardia, l'histologie et la physiologie expérimentale, sous l'empire de la chimie dite organique, suivent l'impulsion des sciences physiques, et tendent visiblement à la suppression de la vitalité. La théorie séduisante du parasitisme tend de son côté à détruire l'étiologie et à faire de la médecine une branche de l'histoire naturelle.

La réaction insensée qui s'est produite dans l'école de Paris contre Broussais, a été l'œuvre principale des médecins anatomistes et numéristes, dont l'empire ébranlé, compromis, à peu près ruiné par l'argumentation pressante du redoutable réformateur, s'est relevé, consolidé et définitivement établi après sa mort. Cette triste restauration s'est accomplie sans résistance. C'est au nom de la pratique qu'a eu lieu la réaction. On s'est élevé de toutes parts contre la doctrine étiologique et la méthode thérapeutique de Broussais. On a condamné avec emportement la théorie de l'irritation et le traitement antiphlogistique; on a crié à l'effusion du sang; on s'est vengé enfin avec fureur et sans mesure, et l'on a fermé les yeux sur les éclatantes vérités que Broussais fit prévaloir de son vivant, et qui reprendront faveur et crédit lorsque la concience médicale, moins troublée, se révoltera contre l'empirisme et le scepticisme triomphants.

Eh quoi! encore un adversaire des sciences physico-chimiques, de l'histologie, du microscope, des réactifs, du *positivisme!*

L'étude de la vie, à l'état de santé et de maladie, est-elle donc autre chose que l'étude des rapports qui s'établissent entre les éléments organiques et les milieux? Qu'est-ce donc que la *vitalité*, abstraction faite des organes et des fonctions?

Vous qui repoussez le *mysticisme et la métaphysique creuse*, connaissez-vous un moyen d'étudier la vitalité en dehors de l'observation et de l'expérimentation, en dehors des sciences physico-chimiques?

Comment! parce que le microscope a *démontré* que la gale est produite par un microzoaire et la teigne par un microphyte, le parasitisme *tend à détruire l'étiologie!!*

Vous préférez donc l'étiologie métaphysique du vice psorique et du vice teigneux à l'étiologie positive de l'acarus, etc.?

Parce que l'observation et l'expérimentation ont *démontré* qu'il ne faut pas combattre la dyspepsie anémique par la saignée et les sangsues, mais par le fer et l'hydrothérapie, vous vous révoltez contre l'*empirisme triomphant!*

Est-ce parce que l'observation et l'expérimentation ont *démontré* que les facultés intellectuelles et affectives doivent être rattachées à des organes, et que la *psychologie* n'est autre chose que la *physiologie du cerveau* que vous criez au *scepticisme?*

Mais expliquez-vous donc, et dites-nous nettement par quels *procédés*, par quelle *méthode* vous voulez que l'on étudie la vie, la *vitalité!*

Dites-nous donc quelle est votre *thérapeutique vitaliste* en dehors des agents mécaniques, physiques, chimiques et fonctionnels!

Dites-nous comment vous pouvez agir sur les organes, sur les fonctions et sur les milieux — c'est-à-dire sur les trois éléments de la vie, de la vitalité — abstraction faite des agents mécaniques, physiques, chimiques, intellectuels et moraux!

Etes-vous *animiste?* Déclarez-le franchement, et vous savez bien que dans ce cas nous respecterons vos croyances, mais que nous ne discuterons pas vos doctrines scientifiques.

DU TRAITEMENT HYDROTHÉRAPIQUE DE L'ÉPILEPSIE

Notre honorable confrère, M. le docteur Moreau (de Tours), vient de publier, en ce qui concerne le traitement de l'épilepsie, la note suivante :

Tout en admettant, avec la très-grande majorité des auteurs, une distinction radicale entre l'épilepsie, l'hystérie et l'hystéro-épilepsie, principalement entre la première et les deux dernières, au point de vue symptomatologique, sous le rapport surtout du degré de curabilité, cependant, en raison de leur communauté d'origine envisagée sous le double rapport de l'hérédité et des causes occasionnelles, nous ne saurions être aussi absolu quant à leur nature essentielle, bien que celle-ci nous soit à peu près inconnue, faute de données suffisantes sur son substratum organopathique.

Voilà pourquoi nous avons jugé à propos de soumettre au même traitement (*l'hydrothérapie*) : épileptiques, hystériques et hystéro-épileptiques.

Disons tout de suite que nous aurons très-peu à nous occuper des premiers, pour une raison que nous regrettons d'avoir à signaler : c'est que, ici, nous ne comptons que des insuccès; quelques améliorations momentanées, si l'on veut, mais rien de stable, rien qu'on puisse, de près ou de loin, prendre pour de véritables guérisons. Et encore, est-il infiniment probable que ces améliorations devaient être attribuées bien plus à ce que la médication mise en usage était *nouvelle*, qu'à son efficacité réelle et intrinsèque.

A ce propos, et incidemment, qu'on nous permette de revenir sur un fait dont l'importance est considérable, au point de vue pratique, fait généralement ignoré des médecins qui n'ont pas une très-grande expérience des maladies nerveuses.

Esquirol a fait le premier, je crois, la remarque que les accès d'épilepsie, — nous ajouterons les attaques d'hystérie et d'hystéro-épilepsie, — éprouvaient un temps d'arrêt plus ou moins long, chaque fois que le médecin traitant faisait usage d'un nouveau remède, ou même faisait semblant.

Il suffit encore, pour que le même effet se produise, que le médecin habituel soit remplacé par un autre médecin.

Ces faits nous sont connus, et nous avons l'occasion presque journalière de les observer dans notre service. Une remarque qu'il importe de consigner ici, c'est que, lorsque cette suspension des accidents nerveux a lieu, les accès acquièrent, tout d'abord, une gravité qu'on ne leur avait jamais vue auparavant, gravité qui croît en raison directe de l'espace de temps qu'a duré leur suspension, et qui peut aller jusqu'à compromettre la vie des malades.

Le traitement mis en usage par notre confrère a consisté exclusivement en *douches vertébrales très-énergiques, d'une durée de trois à cinq minutes.* Le résultat, comme on vient de le voir, a été nul.

Cet insuccès radical doit-il être considéré comme démontrant, d'une manière absolue, l'inefficacité de l'hydrothérapie dans le traitement de l'épilepsie? Nous ne le pensons pas, et voici pourquoi :

1° Le traitement employé a été incomplet, empirique, ou du moins irrationnellement systématisé. Pourquoi exclusivement des douches vertébrales? Pourquoi des douches de trois à cinq minutes? Quelle était la température de l'eau? En obéissant aux indications, nous avons obtenu de très-bons effets des douches céphaliques, des douches générales, des bains de siége et des bains de pieds à eau courante, etc.

2° Il est impossible d'attribuer une valeur quelconque à un résultat fourni par des malades sur lesquelles nous n'avons aucun renseignement, et qui ont été recrutées parmi les vieilles femmes de la Salpêtrière.

Priessnitz refusait de traiter les épileptiques. Certains hydropathes ont fait, au contraire, grand bruit de leurs succès, mais leurs assertions ne peuvent être acceptées que sous bénéfice d'inventaire.

Quant à nous, nous n'avons pas guéri les épilepsies anciennes, graves, paraissant se rattacher à une lésion organique du cerveau, accompagnées de troubles profonds de la sensibilité, de la motilité, des fonctions intellectuelles; mais presque constamment, dans ces cas désespérés, nous avons rendu les attaques moins fréquentes et moins intenses.

Nous avons guéri des épilepsies récentes, s'étant développées sans cause appréciable, avant l'âge de la puberté, ou ayant été manifestement produites par des émotions morales, des écarts de régime, des abus de boissons alcooliques, de coït, de masturbation, et la pratique de Becquerel a fourni des résultats analogues, ainsi que nous l'avons montré dans notre livre. (*Traité thérapeutique et clinique d'hydrothérapie*, etc. 3e édition, Paris, 1866, pages 624 et suivantes.)

Voici une observation qui vient encore à l'appui de nos assertions :

Obs. VII. — Le 25 juillet 1867, nous avons reçu de

notre honorable confrère, M. le docteur Bourgogne père, de Condé, la lettre suivante :

« Monsieur et très-honoré confrère,

« Je suis chargé d'une mission auprès de vous, et cela par une des bonnes familles de notre ville, mission dont voici l'objet :

« M. X... a un fils de 16 à 17 ans. Ce jeune homme est venu au monde avant terme, à huit mois, au dire de sa mère. Sa dentition a été tardive et accompagnée de convulsions. Il a été sujet, pendant un temps assez long, à des *incontinences d'urine*. Bref, tout cela s'est passé, et depuis sa santé était devenue excellente.

« Envoyé dans un lycée, il a pu très-bien suivre ses études pendant trois ans, lorsque, sans cause connue, il a été frappé de symptômes nerveux qui, d'après le rapport qui m'en a été fait, ne pouvaient être dus qu'à des attaques épileptiformes.

« Justement alarmés d'un pareil état, ses parents se hâtèrent de le faire revenir à Condé, et ce qui s'est passé depuis sous mes yeux n'a fait que confirmer mes premiers soupçons.

« Ce jeune homme est d'un tempérament lymphatico-nerveux, si on veut me passer cette manière de rendre ici ma pensée : peau fine, satinée, yeux bleus, chevelure blonde, etc., très-impressionnable.

« En ce qui concerne l'affection dont il est atteint, on ne peut nullement en appeler à un fait héréditaire, et j'aime à croire aussi qu'on ne doit admettre, en la présente circonstance, qu'un état morbide du système nerveux, *sans lésion organique d'un des grands centres*, une *lésion fonctionnelle*, en un mot.

« Me basant sur cette manière de voir, j'ai soumis le malade à l'usage des préparations de quinquina, etc.; j'ai fait pratiquer le long du rachis des frictions aromatiques, j'ai ajouté à ces moyens des pilules antispasmodiques, puis, enfin, le bromure de potassium.

« Ce traitement nous a donné un calme parfait pendant

trois mois, et de telle manière que, sans me consulter, son père crut pouvoir le conduire à Paris voir votre grande exposition. La chaleur était torride, et ajoutez à cela la vue de tout ce qui compose ce bazar phénoménal; sous l'influence très-probable de ces causes, une attaque a eu lieu à Paris; puis, de retour à Condé, quatre ou cinq nouveaux accès se sont montrés.

« J'ai pensé, Monsieur et très-honoré confrère, que tout ceci devenait assez grave pour en appeler à un modificateur puissant, et je crois que la médication hydrothérapique peut nous donner de très-bons résultats : c'est donc à votre expérience et à votre science bien connues que le malade serait confié.

« Agréez, etc. »

Le 3 août, le jeune homme est amené à Plessis-Lalande par son père, et il nous est confirmé que plusieurs attaques, parfaitement caractérisées, ont eu lieu brusquement et sans aucune cause déterminante appréciable; les trois dernières se sont montrées, à huit jours d'intervalle, pendant les trois premières semaines du mois de juillet.

Etat actuel. — M. X... est d'une taille élevée, et c'est peut-être à une croissance trop rapide qu'il faut attribuer l'état de débilité et de chloro-anémie dont il présente tous les caractères à un degré très-intense. Il est pâle, d'apparence chétive et lymphatique; il marche avec peine, se fatigue facilement, mange peu et digère mal. En l'examinant attentivement, l'on reconnaît, toutefois, qu'il ne s'agit pas ici d'un état organique et fonctionnel congénital, constitutionnel, mais plutôt d'un état morbide accidentel. C'est en tenant compte de cette appréciation que nous exprimons au père du jeune homme des espérances, dont la réalisation, dans d'autres circonstances, ne nous paraîtrait pas aussi probable.

Le traitement hydrothérapique est immédiatement commencé, et il est formulé de la manière suivante :

Deux fois par jour, une douche générale reconstitutive, en pluie et en jet, d'une durée de une minute; douches céphaliques en éventail sédatives: douches vertébrales en jet; douches révulsives énergiques sur le bassin et les membres inférieurs.

Le 7 août, M. X... ressent les prodromes de l'accès, c'est-à-dire un léger vertige et une contraction spasmodique du muscle sterno-cléido-mastoïdien gauche ; mais ils se dissipent presque immédiatement, et le jeune homme en est quitte pour la peur.

M. X... est parti de Plessis-Lalande le 3 novembre ; depuis le 7 août, il n'a pas éprouvé le plus léger phénomène morbide, si ce n'est un léger embarras gastrique qui a cédé à un purgatif, et qui avait été provoqué par une trop large satisfaction accordée à un appétit devenu extrêmement vif. L'état général est transformé ; notre jeune homme est gras, coloré, plein de vigueur ; il présente, en un mot, toutes les apparences de la meilleure constitution et de la santé la plus florissante.

Avons-nous obtenu une véritable guérison ou ne s'agit-il ici que de l'une de ces rémissions signalées par notre confrère Moreau (de Tours)? Nous espérons, — sans pouvoir encore l'affirmer, — que notre malade est guéri, et nous fondons notre espérance sur les circonstances suivantes : 1° l'âge du sujet ; 2° le développement spontané de la maladie, en l'absence de toutes causes prédisposantes et déterminantes appréciables ; 3° l'intégrité absolue de toutes les fonctions pendant les intervalles des accès; 4° enfin, et surtout, la transformation qu'a subie l'état général, c'est-à-dire : le sang, la circulation capillaire, l'innervation générale, le tempérament, les fonctions de nutrition, etc.

Le 28 novembre, notre confrère de Condé nous a écrit :

« Notre jeune homme est enchanté de son état;
« physique et moral, tout est pour le mieux, m'a-
« t-il dit. Mon examen, d'ailleurs, lui a été très-
« favorable, car j'ai constaté chez lui les plus heu-
« reuses modifications. Nous continuons ici à faire
« de l'hydrothérapie le mieux possible, afin de ne
« pas cesser brusquement cette excellente médi-
« cation.

« Maintenant, je dirai comme vous : Avons-nous
« obtenu une guérison radicale? L'avenir en déci-
« dera. »

Nous ferons connaître ultérieurement à nos lecteurs la décision de l'avenir, notre intention étant de consacrer tous les six mois ou tous les ans, dans ces fascicules, un chapitre au rappel des observations précédentes. Il ne suffit pas, en effet, de constater les effets immédiats du traitement hydrothérapique; il faut encore savoir si l'amélioration ou la guérison obtenue a été définitivement acquise ou temporaire, et, dans ce dernier cas, quelle en a été la durée. C'est là un complément important qui fait presque toujours défaut à la clinique; nous nous efforcerons, dans les limites du possible, d'en doter la clinique hydrothérapique de Plessis-Lalande.

Nous avons dit que chez M. X... l'attaque épileptique commençait par une torsion de la tête et de l'œil du même côté ; cette circonstance est digne d'attention ; nous avons vu une jeune personne chez laquelle la contraction spasmodique de l'un des muscles sterno-cléido-mastoïdiens avait fini par déterminer un torticolis permanent avec strabisme externe de l'œil correspondant. MM. Jules Guérin et Nélaton s'étaient opposés, avec raison, à des opérations de ténotomie proposées par d'autres praticiens, et sous l'influence d'un traitement hydrothérapique méthodique, suivi pendant quelques mois à Plessis-Lalande, les contractions musculaires ont presque complétement disparu, ainsi que des accidents nerveux très-graves qui faisaient de ce cas l'une des hystéro-épilepsies les plus remarquables que nous ayons rencontrées. Le traitement a malheureusement été interrompu prématurément ici, et nous ignorons les résultats qui ont été obtenus ailleurs.

DE LA NOUVELLE SYNTHÈSE MÉDICALE

L'hydrothérapie, que nous avons créée, n'a été d'abord qu'une *médication empirique*, dont l'efficacité, dans certains cas déterminés, nous avait été révélée par l'expérimentation.

Elle devint une *thérapeutique rationnelle*, lorsque l'étude de ses actions physiologiques nous eut conduit à déterminer scientifiquement ses actions curatives.

Le déterminisme de ses actions curatives, toutes

fonctionnelles, nous fit envisager, d'un point de vue nouveau, le développement, la marche, les terminaisons des maladies, et aujourd'hui l'hydrothérapie est partie intégrante de la *médecine physiologique*, laquelle comprend : la *physiologie pathogénique*, la *physiologie pathologique* et la *physiologie curative.*

Il existe, on le comprend, une solidarité absolue entre ces trois branches d'un tronc commun, et voici pourquoi la *Clinique hydrothérapique* est étroitement liée à toutes les questions qui se rattachent aux *doctrines médicales*, et spécialement à la *nouvelle synthèse médicale* qui, suivant les paroles de notre éminent confrère et ami, M. le docteur Marchal, de Calvi, est universellement entrevue et réclamée.

Les pages qui vont suivre ne sont donc pas déplacées dans un livre consacré à la *Clinique hydrothérapique.*

LES DERNIERS SOUPIRS DE L'ORGANICISME.

Tout le monde l'a dit et répété : Nous sommes à une époque de transition sociale, et la médecine subit la loi commune ; elle cherche sa voie de rénovation.

Pour nous, la voie est tracée ; le passé qui s'en va, c'est l'*Organicisme*, fondé sur l'étude du cadavre ; l'avenir qui se prépare, c'est le *Physiologisme*, fondé sur l'étude de l'homme vivant ; le passé, c'est l'hypothèse, l'empirisme, la thérapeutique exclusivement médicamenteuse ; l'avenir, c'est la physiologie expérimentale, la thérapeutique fonctionnelle.

Mais une doctrine qui a eu sa raison d'être, qui a eu pour représentants des hommes illustres à tous les titres, qui a régné despotiquement et courbé sous sa loi les esprits les plus éminents, une telle doctrine ne disparaît point de la scène du monde sans luttes, sans convulsions, sans retours offensifs, sans efforts suprêmes. Or, à l'heure qu'il est, l'organicisme livre sa dernière bataille, et il n'est pas sans intérêt de suivre et de juger ses évolutions stratégiques ultimes.

Deux nouveaux journaux de médecine ont paru il y a peu de temps. L'un a pris pour titre : *la Réforme médicale;* l'autre, *l'Evénement médical*, et ces deux titres, espèces d'armes parlantes très-significatives et passablement ambitieuses, ont tout naturellement éveillé la curiosité publique. Cette curiosité est devenue une espérance fort légitime, lorsqu'il a été connu que les rédacteurs en chef de ces journaux devaient être M. Marchal (de Calvi), d'une part; M. Piorry, de l'autre.

« Certes, s'est dit le public médical, pour que « des hommes de cette valeur, arrivés à l'apogée « de leur carrière, devant être avides de calme et « de repos, se jettent dans l'arène du journalisme « militant, il faut nécessairement qu'ils aient d'im- « portantes vérités nouvelles à proclamer, de « grands progrès scientifiques à réaliser; il faut « qu'ils se sentent — et qu'ils soient en effet — les « apôtres de la foi nouvelle. »

Nous avons partagé cette opinion, cette espérance — tout au moins en ce qui concerne M. Marchal (de Calvi), — et notre but, en écrivant ces lignes, est de rechercher jusqu'à quel point nous avons eu raison.

M. Marchal a débuté par une profession de foi, ou plutôt par deux professions de foi ; l'une émanant de l'homme libre et pensant, l'autre du médecin. Voici la première :

« Je crois, avec saint Thomas, que l'homme est un et deux ; mais je m'explique : l'être perpétuel, l'*âme*, n'est pas une force, elle est la *forme indéterminée* et *indéterminable* sous laquelle l'homme se perpétue, par une sorte d'immatriculation, au sein de la pensée universelle réalisée ; et je crois à une cause tellement supérieure à toutes les causes, tellement au-dessus de nos moyens d'analyse, que c'est une témérité d'oser lui assigner des attributs. »

Voici la seconde :

« Le médecin, en tant que médecin, n'a devant lui que le corps vivant, l'organisme vivant. Le médecin n'a pas d'autre objectif. Tout est dans l'organisme ; tout se fait par l'organisme, à la condition, bien entendu, qu'il trouve dans un milieu approprié les circonstances nécessaires à son développement, à son entretien et à son action.

« L'organisme a sa raison d'être et sa raison d'agir en lui-même, et il les tient d'autres organismes dont il est la reproduction, la continuation et l'image.

« C'est l'organisme qui sent, qui se meut, qui perçoit, conçoit, pense, juge et veut.

« C'est l'organisme qui est sain ; c'est l'organisme qui est malade. La santé et la maladie n'engagent que lui et n'impliquent aucun intermédiaire (1). »

Au point de vue catholique, nous estimons qu'il est impossible de séparer les croyances du médecin de celles de l'homme, et à M. Béhier disant :

« Nous n'avons pas à rechercher si les propriétés des corps dominent les propriétés de l'âme ou si

(1) La *Réforme médicale*, n° du 20 janvier 1867.

elles sont subordonnées à celles-ci, » nous avons répondu : « Pour que le médecin soit autorisé à laisser de côté la psychologie, il faut qu'il ait DÉMONTRÉ que les propriétés du corps sont entièrement indépendantes de l'existence et des propriétés hypothétiques de l'âme. »

Mais, ici, nous nous trouvons en présence d'un dogme tout nouveau. Si l'âme n'est qu'une forme indéterminée et indéterminable, à laquelle il est impossible d'assigner des attributs, et si M. Marchal reconnaît et proclame que l'organisme est tout et fait tout sans aucun intermédiaire, nous pouvons admettre que l'homme et le médecin font deux, et négliger la profession de foi théologique, psychologique, métaphysique de M. Marchal, pour ne nous occuper que de ses croyances et de ses doctrines scientifiques. Ainsi ferons-nous, mais nous devons retenir, cependant, que, pour M. Marchal, « *l'homme est un et deux,* » c'est-à-dire que l'homme est un organisme et une forme indéterminée et indéterminable à laquelle il est impossible d'assigner des attributs. — Ceci posé, quelle est la doctrine de M. Marchal ? C'est M. Marchal lui-même qui va nous l'apprendre.

« Oui, dit M. Marchal, le drapeau de la *Réforme* est *l'organicisme*, mais le grand organicisme et non pas le petit organicisme qui est celui de l'École de Paris depuis Bichat ; mais le macro-organicisme et non pas le micro-organicisme de l'École de Paris ; mais l'organicisme de l'holo-iâtrie et non pas l'organicisme de la topo-iâtrie (1). »

Et M. Marchal explique et développe sa pensée

(1) La *Réforme médicale*, n°s des 27 janv. et 3 fév. 1867.

en disant à M. Piorry, qu'il considère comme le réprésentant du micro-organicisme et de la topoiâtrie de l'École de Paris :

« Vous voyez les parties, et je vois le tout ; vous voyez le particulier et je vois le général ; vous voyez les solides, les humeurs qui composent l'organisme, et je vois l'organisme ; vous voyez les maladies dans les organes, dans le sang, et je les vois dans l'organisme, dont elles s'emparent, qu'elles imprègnent en entier, avant de se manifester, avant de se localiser (1). »

Pour tout homme qui ne veut pas se payer de mots et qui va au fond des choses, ceci veut dire que M. Marchal voit *les maladies générales*, les *états morbides généraux*, les *conditions organiques qui caractérisent* la *constitution*, le *tempérament*, l' *idiosyncrasie*, la *prédisposition*, la *diathèse*, et pour qu'on n'en doute pas, nous allons reproduire l'exemple dont M. Marchal étaye ses paroles.

« L'idée qu'un individu malade au point d'avoir la mort en lui, en même temps que par l'apparence il est bien portant ou même florissant, paraît vous surprendre (comment M. Piorry serait-il surpris d'un fait qui se présente tous les jours à notre observation, et que connaît parfaitement tout interne de première année ?), et pourtant rien n'est plus certain, rien n'est plus évident (qui donc le nie ?). Vous qui avez étudié l'hérédité morbide, vous avez vu des enfants de cancéreux vivre trente ans, quarante ans, et plus, bien portants, et mourir cancéreux ; ils n'étaient pas moins cancéreux quand ils *se portaient bien*, puisqu'ils l'étaient en venant au monde. »

Mais si, comme nous tous, M. Piorry a vu cela, pourquoi serait-il surpris d'apprendre qu'un individu peut avoir la mort en lui, en même temps que

(1) La *Réforme médicale*, n° du 24 mars 1867.

par l'apparence il est bien portant? N'est-ce pas en nous fondant sur ces considérations, que nous-même avons établi qu'il faut distinguer une *santé organique* et une *santé fonctionnelle?*

Nous venons de dire ce que voit M. Marchal, mais *ne voit-il que cela?* Ne voit-il pas aussi, au moins quelquefois, *des maladies locales?* Ne sait-il pas aussi bien que nous : 1° qu'il est des maladies générales qui restent générales sans jamais se localiser; 2° qu'il est des maladies générales qui donnent lieu à des déterminations locales; 3° qu'il est des maladies locales qui restent locales sans jamais donner lieu à des phénomènes morbides généraux appréciables; 4° qu'il est, enfin, des maladies locales qui produisent, secondairement, des phénomènes morbides généraux?

M. Marchal voit ce que nous voyons tous; nous voyons tous ce que voit M. Marchal; entre lui et nous, il ne peut exister qu'une question de proportion, — à moins que nous ne nous entendions pas sur les mots, et que pour lui le mot *holopathie* ne soit pas synonyme de ceux de *maladie générale*, d'*état morbide général;* or, il ne peut en être ainsi.

« Vous voyez, dit M. Marchal, les solides, les hu-
« meurs qui composent l'organisme, et je vois l'or-
« ganisme. »

Mais qu'est-ce donc que l'organisme en dehors des solides, des humeurs et des gaz, que M. Marchal a tort d'oublier?

Si M. Marchal voit les maladies ailleurs que dans les solides, les humeurs et les gaz de l'organisme, où donc les voit-il? Est-ce dans la forme indéterminée et indéterminable qui fait que l'homme est un et deux? Non, puisque L'ORGANISME EST ET FAIT TOUT; mais alors où donc?

« Avec la seule considération des organopathies, y compris les anomémies ou altérations du sang, vous n'avez pas, continue M. Marchal, les causes réelles des maladies, qui sont dans l'économie entière, où elles existent en tant qu'états, souvent latents, et je dis dans l'économie entière, sans distinction des liquides et des solides, attendu que le liquide d'hier est le solide d'aujourd'hui, et que déjà dans l'ovule les liquides et les solides sont confondus. »

Mais qui donc, lorsqu'il s'agit d'une maladie *générale*, distingue les liquides des solides et place cette maladie exclusivement dans les uns ou dans les autres? Pour quel médecin une *maladie générale* n'est-elle qu'une *maladie du sang?* Qui ne sait que le liquide d'hier est le solide d'aujourd'hui? Donc, dans les maladies *générales*, qui portent aussi le nom de *maladies de toute la substance*, nous ne séparons pas les liquides des solides; nous les confondons dans ce tout qui est l'*organisme;* mais si M. Marchal envisage ses *holopathies* en dehors des liquides et des solides, nous lui demanderons, encore une fois, où il les place, et comment il constitue l'organisme, abstraction faite des liquides et des solides.

M. Marchal suppose le cas d'une névralgie faciale reconnaissant pour cause déterminante un courant d'air, et pour cause prédisposante une *diathèse urique*, et il s'adresse à M. Piorry dans les termes suivants:

« Ici, j'entends que vous m'arrêtez en me disant: Si l'acide urique est en excès dans l'urine c'est qu'il est en excès dans le sang, et vous n'avez pas besoin d'aller plus loin. — Pardon, vous répondrai-je, je n'ai pas besoin du tout d'admettre que la masse du sang a été modifiée, et, à vous parler franchement, je considérerais comme irrationnel de l'admettre; de sorte que je suis réduit à penser que les rameaux ont été atteints directement, immédiatement, et qu'ils l'ont été parce qu'ils participaient à la diathèse urique, le sujet étant urique, dans toutes ses parties indistinctement, solides et liquides : d'où il suit que nous sommes ramenés à l'idée d'une *constitution morbide du tout*, laquelle n'est autre que la *diathèse*, c'est-à-dire, finalement à l'unité vivante, à *l'organisme*, qui doit être notre grand objectif. »

Mais ni M. Piorry, ni aucun de nous, ne voudrait soutenir que, dans le cas supposé, c'est par l'intermédiaire du sang que le courant d'air froid a exercé une influence morbigène sur les nerfs de la face. Tous, nous admettons que la cause déterminante a agi directement, immédiatement sur ces nerfs, et tous, nous pouvons admettre, dans ce cas donné, que la cause déterminante n'a produit une névralgie qu'en raison d'une *prédisposition*, laquelle sera la diathèse urique, si vous le voulez.

Pour aucun de nous, la *diathèse* n'est exclusivement une modification, une altération du sang; c'est une modification du *tout*, de l'unité vivante, de l'organisme, de l'organisme envisagé dans toutes ses parties indistinctement : solides et liquides.

Il y a plus : nous ne comprenons pas, d'après les lois de la physiologie, une modification n'atteignant que le sang; pour nous, toute modification du sang entraîne nécessairement une modification de l'organisme tout entier, envisagé dans toutes ses parties indistinctement, solides et liquides. C'est ainsi que nous comprenons les diathèses goutteuse, syphilitique, herpétique, plombique, mercurielle, arthritique, etc.

Mais en établissant que dans le cas précité la névralgie a été produite *parce que le sujet était urique dans son organisme, dans toutes ses parties indistinctement, solides et liquides*, et en ajoutant: « Dans ce cas je n'ai pas besoin d'admettre du tout « que la masse du sang a été modifiée, je considé- « rerais même comme irrationnel de l'admettre, » M. Marchal proclame implicitement, logiquement que l'organisme peut être modifié dans toutes ses parties, solides et liquides, sans que le sang soit modifié.

Le sang n'est donc point compris *dans toutes les parties de l'organisme?* Le sang n'est donc point l'un — et le plus important — des *liquides de l'organisme?*

Il y a là un *lapsus*, sur lequel, nous l'espérons, M. Marchal voudra bien s'expliquer, car si l'on ne tenait compte de la déclaration, si nette, si ferme de M. Marchal, l'on pourrait croire que c'est ici l'*homme un et deux* qui occupe la scène, et qu'il s'agit encore une fois de la *forme indéterminée et indéterminable*, d'une *âme pathologique*.

Eu résumé, la doctrine de M. Marchal est le *macro-organicisme*, *l'holopathologisme*, *l'holo-iâtrie*, ce qui veut dire, en langage vulgaire, qu'en pathologie M. Marchal fait jouer un rôle considérable, prépondérant, — nous ne voulons pas dire excessif, — aux maladies générales, aux états morbides généraux, aux diathèses, aux modifications de l'organisme envisagé dans toutes ses parties solides et liquides, aux modifications de toute la substance: *totius substantiæ*.

Mais le *micro-organicisme*, *l'organopathologisme*, *la topo-iâtrie*, mais tout le monde, et M. Piorry lui-même, admettent l'existence de ces maladies générales, de ces états morbides généraux, de ces diathèses, de ces modifications de l'organisme envisagé dans toutes ses parties solides et liquides, de ces modifications de toute la substance.

Donc, entre les deux doctrines il n'y a qu'une question de plus ou de moins, qu'une différence de proportion.

Nous l'avons dit : le *criterium* de toute doctrine médicale est la thérapeutique corrélative. Si M. Marchal a édifié une doctrine pathologique nouvelle, il doit avoir créé, du même coup, une thérapeutique nouvelle, et c'est precisément ce qu'attendaient de lui les lecteurs de la *Réforme*. Mais la thérapeutique n'est pas plus nouvelle que la doctrine.

Comme nous tous, comme les micro-organicistes et comme les topo-iâtres, comme M. Piorry lui-même, M. Marchal combat les maladies générales, les diathèses, par les modificateurs hygiéniques et par les médicaments que nous supposons capables de modifier favorablement l'organisme tout entier, en pénétrant dans chacune de ses molécules par voie d'absorption et par l'intermédiaire du sang.

Rappelons, pour terminer ce rapide examen des doctrines de M. Marchal, que l'*holopathologisme* n'est pas un nouveau-né, et qu'il y a dix ans il avait déjà des dents. Il y a bientôt dix ans, en effet, que la même discussion s'est élevée entre M. Marchal et nous, et quelques citations vont prouver que les termes n'en ont pas changé. Nous disions (1) :

(1) L. Fleury, *Étude sur les Écoles médicales contemporaines*. Paris, 1860.

« Qu'est-ce donc que l'*Holopathie?* C'est une diathèse, c'est une prédisposition morbide, c'est une maladie générale; mais ce n'est pas un être abstrait, une espèce d'*âme* pathologique. C'est une *lésion générale plus ou moins connue*, existant chez un être organisé vivant, et, par conséquent, l'holopathie est représentée dans la biologie par un homme tuberculeux, cancéreux, absolument comme le fait local fracture du fémur est représenté par un homme ayant le fémur fracturé; c'est sur cet être vivant malade que la biologie (pathologie) recherche et étudie la *lésion* locale ou générale qui est compatible actuellement avec la vie, mais qui compromet la santé dans le présent et l'existence dans l'avenir.

« Qu'est-ce donc que l'*Holopathologie?* C'est l'étude des affections, des maladies, des *lésions générales*, des diathèses; c'est une section bien connue de toutes les *nosographies*, de toutes les *nosologies*.

« Vous distinguez une *organopathologie* comprenant l'histoire des *organopathies*, « *le sang étant étudié comme un organe* » (et aussi le système nerveux, je suppose), et une *holopathologie* « *embrassant les faits morbides généraux.* » Mais où donc placez-vous vos *faits morbides généraux*, s'ils ne sont ni dans les organes, ni dans le sang, ni dans le système nerveux? Dans *l'ensemble?* Mais depuis quand le tout n'est-il pas formé par les parties?

« *N'allez pas croire*, dites-vous, *que j'admette des maladies sans lésion.* » — Mais où donc résident les *lésions* dont s'occupe l'holopathologie? — Vous voici, mon cher ami, acculé à l'AME PATHOLOGIQUE, dont je ne voulais pas consentir à vous rendre l'éditeur responsable. »

Je dis qu'entre nous il n'y a qu'une question de mots, qu'une question de plus ou de moins, c'est vous qui allez en fournir la preuve. — Vous dites :

« *Après vous être demandé* (c'est de moi qu'il s'agit) *ce que c'est que l'holopathie, vous vous demandez naturellement ce que c'est que l'holopathologie, et vous répondez :*

« C'est l'étude des affections, des maladies, des lésions

générales, des diathèses; c'est une section bien connue de toutes les nosographies, de toutes les nosologies.»

« SOIT; *mais cette section* « bien connue » *est en même temps bien incomplète ou même bien misérable. Je n'ai pas la prétention de découvrir la Méditerranée et d'apprendre au monde qu'il existe des lésions générales. Je dis qu'à part un petit nombre* (combien?) *d'affections morbides véritablement idiopathiques et locales, toutes les affections ressortissent à un état morbide général.* »

SOIT, dirai-je à mon tour, toutes réserves faites en faveur de l'*École de Paris*, envers laquelle vous vous montrez profondément injuste et ingrat; de l'École de Paris, à laquelle vous devez tout ce que vous savez de vrai, de réel, de pratique, de positif touchant les affections générales; de l'École de Paris, qui, toute *positiviste* qu'elle est, n'en est pas moins *synthétique, philosophique*, et voire même *holopathologique;* de l'École de Paris, qui ne *separe pas les liquides des solides*, et qui possède parfaitement la notion de « l'*organisme*, » de « l'*unité organisme*, » de « l'*organisme tout entier;* » de l'École de Paris, dont le *positivisme* professe, précisément comme vous, « *un scepticisme absolu sur la cause de la vie* » et « *s'écarte de l'idée de vie pour ne voir que l'organisme vivant;* » de l'École biologique de Paris, enfin, aux doctrines de laquelle notre confrère Boudin rend hommage, lorsqu'il étudie et rattache l'une à l'autre, « l'*anthropo-pathologie générale* » et la « *géographie médicale*, » c'est-à-dire lorsqu'il étudie l'espèce humaine considérée en elle-même et dans ses rapports avec les milieux (1).

On le voit, et M. Marchal le proclame lui-même, l'*holopathologisme* n'a de nouveau que son nom; quant à la chose, l'on pourrait affirmer qu'elle remonte aux origines de la médecine elle-même; mais il est vrai, il est juste de dire, — et nous avons

(1) *Le Progrès*, t. V, p. 552.

pour M. Marchal trop d'estime et trop d'affection pour ne pas être particulièrement heureux de le reconnaître, — il est juste de dire que, sous la plume et dans la pratique de notre éminent collègue, l'*holopathologisme* est devenu une réaction contre l'*anatomo-pathologisme*, contre la doctrine de la *lésion appréciable*, de la localisation, de la *topo-iâtrie*, si vous le voulez.

A ce point de vue, M. Marchal est dans les vrais, dans les grands principes de la physiologie, de la pathologie, de la thérapeutique, et il a rendu à la science un service dont il faut tenir compte.

Mais ici, comme en toutes choses, — voire les meilleures, — il faut se garder de l'excès; déjà l'on abuse singulièrement de la *diathèse;* déjà en présence d'un diagnostic difficile et d'une thérapeutique forcément empirique, certains praticiens font jouer un rôle excessif aux diathèses *herpétique*, *arthritique*, *goutteuse*, *syphilitique*, etc., et M. Marchal lui-même pourrait bien, un jour, verser du côté où il penche, malgré toute la lucidité et la fermeté bien connues de son intelligence.

Ainsi reparlons un peu du sujet chez lequel, un courant d'air étant venu frapper la tempe, il se produisit une névralgie faciale. M. Marchal veut que la névralgie se soit produite parce que le sujet est *urique*, c'est-à-dire *en état de diathèse urique*. Soit; IL PEUT EN ÊTRE AINSI, et, acceptant cette donnée, nous sommes du même avis que M. Marchal, si ce n'est que nous soutenons, contre lui, qu'il est impossible de séparer le sang de l'organisme.

M. Marchal dit :

« Je n'ai pas besoin du tout d'admettre que la masse

du sang a eté modifiée... il me suffit de penser que *le sujet est urique* dans toutes ses parties. »

Nous disons, nous : « Si le sujet est urique dans toutes ses parties, s'il est en état de *diathèse urique*, il faut *nécessairement* que le sang soit urique; de même que si l'on disait d'un autre sujet qu'il a le sang urique, il faudrait en conclure *nécessairement* qu'il est en état de diathèse urique; qu'il est urique dans toutes ses parties. »

Mais si le malade de M. Marchal peut être *urique*, il ne l'est pas *nécessairement*. M. Marchal conteste-t-il que, *dans cette circonstance*, la névralgie *puisse être* une affection *exclusivement locale*, déterminée par l'action du froid sur l'innervation et la circulation capillaire de la tempe? Nous nous refusons à le croire jusqu'à preuve du contraire.

Nous voici en présence de M. Piorry et de *l'organopathologisme*, de *l'onomopathologisme*, et ici nous pourrons être bref, car déjà depuis fort longtemps les *doctrines* de M. Piorry ont été discutées et jugées.

M. Piorry, on le sait, n'admet pas l'existence de la *maladie*, de *l'unité morbide*, et il ne voit, lui, que des *états organopathiques*.

Quelle est donc la pathologie de M. Piorry, quelle est donc sa thérapeutique? Voici :

Le malade est constipé, les intestins sont remplis de matières (Pathologie). Il faut provoquer l'expulsion des matières (Thérapeutique). La vessie est distendue par de l'urine que la miction n'expulse pas (Path.). Il faut vider la vessie par le cathétérisme (Thér.). Les bronches sont obstruées par des mucosités (Path.). Il faut désobstruer les bronches par un émétique (Thér.). La rate est grosse (Path.). Il faut, pour diminuer le volume de la rate, administrer dn sulfate de quinine (Thér.), etc., etc.

Nous ne ferons pas à M. Piorry l'injure de lui dire qu'il n'est pas l'inventeur, le créateur de cette pathologie et de cette thérapeutique, et bien qu'ici la *topo-iâtrie* soit corrélative à la pathologie *localisée, aux états organopathiques*, nous ne donnerons pas à cet ensemble de choses le nom de *Doctrine médicale.*

Il n'y a même ici ni pathologie ni thérapeutique, car la pathologie et la thérapeutique ne peuvent être séparées de l'étiologie, de la recherche et de la connaissance des causes. Il n'y a ici que des symptômes, que des épiphénomènes, combattus par des *palliatifs* appropriés aux indications.

Nous savons bien qu'il se présente quelques rares exceptions. Un homme retient volontairement ses urines pendant un certain temps, la vessie, distendue, outre mesure, perd sa contractilité, la miction ne peut plus avoir lieu. On pratique le cathétérisme, la vessie revient sur elle-même, recouvre sa contractilité, la miction s'exerce librement, *le malade est guéri.* Toute la pathologie et toute la thérapeutique étaient contenues dans les faits que nous avons supposés. Mais, dans l'immense majorité des cas, les choses ne se passent pas ainsi.

Les intestins se remplissent bientôt de nouvelles matières, si *la cause* de la constipation n'a pas été trouvée, efficacement combattue ; l'urine distend de nouveau la vessie, si celle-ci est paralysée par une lésion de la moelle épinière; les bronches ne tarderont pas à se réobstruer, si l'hypersécrétion est le résultat d'un emphysème pulmonaire causé par une lésion cardiaque; la splénomégalie se reproduira, si elle se rattache à une intoxication, à la cachexie paludique, etc., etc.

En vérité, nous éprouvons un pénible embarras pour opposer des arguments de cette espèce à un homme tel que M. Piorry, et puisque M. Monneret s'est chargé de juger *l'organopathologisme*, nous allons lui céder la parole.

« Nous sommes redevables à M. Piorry de la localisation énergique des maladies; il a continué l'œuvre des hommes qui suivaient l'impulsion de l'anatomie pathologique, étudiaient la nature intime de la maladie. Faisant des maladies locales autant qu'il le pouvait, plus peut-être qu'il ne le devait, il se servait toujours d'instruments d'une précision extrême, et en particulier de celui qu'il s'est rendu personnel : le plessimètre. Il nous a ainsi mis à même de poursuivre tous les actes morbides, et particulièrement ceux qui, par leurs combinaisons diverses, concourent à produire la maladie. Ses services, que je proclame, nous ont aussi conduits dans une voie contraire. En développant ses idées, puis en les exagérant, il nous a montré que cette méthode peut produire de bons, mais aussi de mauvais résultats. On s'est aperçu que les maladies ne sont pas uniquement locales, qu'elles sont aussi générales, *totius substantiæ*. A force de localiser, nous sommes tombés dans la généralisation. C'est ainsi qu'en généralisant un peu trop, nous pourrons peut-être en revenir un jour à la localisation (1). »

Mais, d'ailleurs, si M. Marchal n'est point partout et constamment *holo-iâtre*, s'il est souvent *topo-iâtre* au lit du malade, M. Piorry n'est point partout et constamment *topo-iâtre*, il est aussi *holo-iâtre* à ses heures.

(1) Discours d'ouverture du cours de clinique médicale. (*Gazette médicale de Paris*, n° du 30 mars 1867.)

Un malade est atteint d'un rupia syphilitique: M. Piorry, circonscrit-il sa thérapeutique dans les limites de la médication cutanée, de la médication topique? Non; il se hâte de prescrire le *spécifique :* le proto-iodure de mercure, l'iodure de potassium. Pourquoi? — Pour combattre l'altération *générale* dont la syphilide n'est que l'une des manifestations.

M. Piorry, d'ailleurs, revendique à juste titre l'honneur d'avoir décrit, l'un des premiers, les *altérations du sang;* or, de même que nous avons dit à M. Marchal qu'il ne peut admettre une altération de l'organisme tout entier sans admettre une altération corrélative du sang, nous dirons à M. Piorry qu'il ne peut admettre une altération du sang sans admettre, du même coup, une altération corrélative de l'organisme tout entier, c'est-à-dire une altération *générale*, une *diathèse*, une *holopathie.*

De M. Piorry à M. Marchal, comme de M. Marchal à M. Piorry, la dissidence ne porte donc, en ce qui concerne l'holo-iâtrie et la topo-iâtrie, que sur une question de proportion, de plus ou de moins; et il en est de même de ces pathologistes à nous, et de nous à ces pathologistes.

La *Doctrine* de M. Piorry n'est donc pas dans l'affirmation des états organopathiques et dans la topo-iâtrie; elle est dans la négation de la *maladie*, de *l'unité morbide*, et ici la discussion pourrait nous entraîner loin, si nous ne l'avions pas épuisée depuis longtemps. Contentons-nous, puisque M. Piorry paraît avoir oublié *le Progrès* (1), et n'avoir pas

(1) *Le Progrès*, tome I, pages 533, 561, 589, 617, 625.

lu *le Mouvement médical* (1), contentons-nous de reproduire, encore une fois, non la discussion qui a été fort longue, mais les conclusions qui l'ont terminée et que nous avons rappelées à M. Piorry, il y a un mois à peine.

Nous disions en 1858 :

« M. Piorry admet que « *chaque organe est susceptible d'une lésion apte à se reproduire* IDENTIQUEMENT *dans un autre organe.* »

« M. Piorry admet que « *les virus de la variole, de la rougeole, de la scarlatine, produisent, comme l'arsenic, comme le plomb, etc., des altérations organiques* SPÉCIALES, *et que, par conséquent, ils sont* SPÉCIFIQUES. »

« M. Piorry admet l'existence de « *lésions accompagnées de caractères* ESSENTIELS ET CONSTANTS. »

« M. Piorry admet qu'il existe « *des causes qui produisent des effets* SPÉCIAUX, *et des symptômes en rapport avec ces effets.* »

« M. Piorry admet « *qu'il existe des lésions simples, pouvant être unitairement considérées; étant, par conséquent, susceptibles d'être réunies, d'être classées par la statistique.* » — « *De telles* UNITÉS MORBIDES, *M. Piorry en reconnaît l'existence.* »

« Nous n'en demandons pas davantage !

« M. Piorry accepte la MALADIE *en tant que lésion;* seulement, au lieu de l'appeler MALADIE, il la nomme MONORGANIE ou MONORGANOPATHIE.

« Qu'à cela ne tienne ! un néologisme de plus ou de moins ne fait rien à l'affaire, et après avoir donné l'accolade à celui-ci, nous ne rechercherons pas si le cadre nosologique actuel doit admettre des monorganies par dizaines, par centaines ou par milliers. — M. Piorry dût-il n'y en inscrire qu'une seule, que nous nous déclarerions satisfait ! »

Dix années se sont écoulées, et nous n'avons

(1) *Mouvement médical*, n° du 10 mars.

rien à ajouter, rien à retrancher, rien à modifier à ces paroles.

Mais opposons *organiciste* à *organiciste*. Le *rhumatisme* est le grand cheval de bataille de M. Piorry; il représente *la maladie*, l'*unité morbide* qu'il poursuit le plus volontiers de ses sarcasmes et de sa colère, et M. Marchal dit à M. Piorry:

« Je vois bien, et je savais d'avance, que vous croyez tenir dans le sang la cause du rhumatisme articulaire, car vous faites consister la diathèse — le mot y est, quoiqu'il vous coûte un peu à écrire — dans la fibrine en suspension dans la masse du sang (hémite)... Mais il faudrait prouver l'antériorité de l'élévation du chiffre de la fibrine dans le sang par rapport à l'arthrite.

« Vous ne voulez pas d'autre *diathèse rhumatismale* que la *plasthydrémie* (fibrine en suspension ou excès de fibrine dans le sang). Remarquez QUE CELA SUFFIRAIT POUR ÉTABLIR L'UNITÉ OU L'INDIVIDUALITE MORBIDE CONTRE LAQUELLE VOUS N'AVEZ CESSÉ DE PROTESTER (1). »

C'est là précisément ce que nous avons eu l'honneur de dire à M. Piorry... il y a dix ans!

En résumé : le rhumatisme est pour M. Piorry une *diathèse plasthydrémique;* pour M. Marchal, une *diathèse urique*.

M. Marchal est plus *holo-iâtre* que M. Piorry; M. Piorry est plus *topo-iâtre* que M. Marchal.

Mais MM. Marchal et Piorry sont tous deux ORGANICISTES, et ils occupent leur place parmi les représentants les plus éminents de l'*organicisme*.

Eh bien! nous le demandons à tout homme de bonne foi : la réforme médicale que veut introduire

(1) La *Réforme médicale*, n° du 24 mars.

parmi nous M. Marchal, l'événement médical que constitue l'intervention active et personnelle de M. Piorry dans le journalisme scientifique, sont-ils de nature à revivifier l'organicisme, dont l'agonie n'est plus contestable?

L'HOLOPATHOLOGISME.

A Monsieur le docteur Marchal (de Calvi).

Mon cher Marchal,

Je n'ai pas à intervenir dans l'appréciation des causes qui, en vous éloignant de la *Réforme*, vous ont amené à ériger la *Tribune médicale*, et je ne puis que me réjouir en voyant les doctrines auxquelles j'ai voué ma vie n'y rien perdre, et y gagner un nouvel organe, auquel vous saurez donner autant d'initiative que d'autorité.

Donc, salut à la *Tribune médicale*, et, puisque vous reconnaissez, — avec moi, — qu'une *nouvelle synthèse médicale est entrevue et réclamée;* puisque votre journal, — de là son titre, — *est une tribune ouverte à tous ceux qui voudront contribuer à cette œuvre*, et puisque, enfin, vous avez voulu *esquisser brièvement, en commençant, une vue générale de la médecine* pour marquer *votre point de vue*, examinons de suite si votre point de vue diffère du mien, et si, pour l'édification de la nouvelle synthèse, nos efforts sont destinés à être convergents ou divergents.

Convaincu, avec raison, que ce n'est qu'au moyen de la figure de rhétorique appelée *répétition* que l'on parvient à faire pénétrer les vérités nouvelles dans l'intelligence du plus grand nombre, vous venez de reproduire dans la *Tribune* « l'esquisse » que déjà nous avons discutée dans le *Progrès* et la *Réforme médicale;* je vais donc être obligé d'avoir recours à la même figure, mais s'il m'est imposé de *répéter*, quant au fond, l'argumentation que vous connaissez, — et à laquelle vous vous êtes, jusqu'à présent, abstenu de répondre, — je vais m'efforcer d'en changer la forme, avec l'espoir d'obtenir enfin de vous quelques explications devenues plus nécessaires que jamais, non-seulement pour mon édification personnelle, mais encore pour celle de vos lecteurs et du public appelé à se prononcer entre nous.

Vous dites :

« Il n'existe pas de forces indépendantes dans la nature, et il n'en existe pas dans l'organisme... Il n'existe dans l'organisme ni *nature*, ni *archée*, ni *principe vital*, etc. Ce qui se fait *naturellement* dans l'état de maladie comme dans l'état de santé n'implique aucunement l'intervention d'un principe superposé, qui serait, par exemple, la nature d'Hippocrate.

« Le mot *forces* n'a qu'un emploi légitime en médecine, c'est quand il sert à exprimer le degré d'énergie et de résistance de l'organisme, ou *vitalité;* et cette énergie, cette résistance, cette vitalité, ces forces sont un résultat, au lieu d'être un principe.

« Les doctrines *métaphysique*, *naturiste*, *vitaliste*, etc., trouvaient un avantage logique dans l'unité de principe. La *doctrine holopathique* s'empare de cet avantage, avec cette différence qu'elle met l'unité réelle, l'organisme vivant, à la place de l'unité hypothétique, être de raison sans raison d'être. »

Jusqu'ici, mon cher ami, nous sommes parfaitement d'accord, et vos doctrines sont les miennes; permettez-moi seulement de vous faire remarquer que ce *point de vue* n'appartient exclusivement ni à moi ni à la *doctrine holopathique*, puisqu'il est précisément celui des Écoles *anatomique*, *organiciste*, *anatomo-physiologique;* celui de l'École qui a été appelée *matérialiste;* celui de l'École qui a été fondée par Auguste Comte sous le nom d'*École positiviste*, dénomination qui doit remplacer toutes celles que je viens de citer, parce qu'elle en exprime nettement le *principe philosophique*, en ne prenant ni le tout pour la partie, ni la partie pour le tout, et en rendant impossibles toute fausse interprétation, tout malentendu, toute discussion logomachique, tout prétexte à l'hypocrisie et à la mauvaise foi.

Ce point de vue est celui qui, depuis cinquante ans, a caractérisé l'*École de Paris*, et l'a mise en opposition avec l'*École de Montpellier*.

Mais vous ajoutez que l'infirmation des forces indépendantes *ne touche pas à l'existence de l'âme*, et ici nous ne nous entendons plus, ou plutôt nous ne nous comprenons pas.

Mon cher Marchal, vous n'êtes pas de ces forbans impudents dont parlait naguère de Castelnau, et qui hissent au plus haut de leur mât le drapeau de l'animisme lorsqu'ils redoutent quelque danger, sauf à le jeter à fond de cale alors qu'ils s'imaginent pouvoir pirater tout à leur aise.

Vous n'êtes pas de ces hommes timides, craintifs, timorés, indécis, sans convictions arrêtées, qui reculent devant l'expression nette et ferme de leurs croyances, de leur doctrine.

Vous n'êtes pas de ces journalistes caméléons,

dont l'habileté et le savoir-faire consistent à ménager la chèvre et le chou, à vouloir être l'ami de tout le monde, à picorer à tous les râteliers.

Vous êtes un homme énergique, franc, loyal et convaincu ; expliquez-vous donc une fois pour toutes, de manière à dissiper toute obscurité fâcheuse, et vous, qui n'êtes pas un lion devenu vieux, mais un lion dans tout l'éclat de sa vigoureuse beauté, ne vous exposez plus à vous entendre dire :

« Il est difficile de comprendre ce que veut M. Marchal (de Calvi), ce qu'il prétend fonder, ce qu'il aspire à détruire. Il y a un peu de tout dans ses expositions de philosophie médicale, dont nous trouverions deux ou trois dans les collections mêmes de l'*Union medicale*. Est-il vitaliste? oui et non. Est-il animiste? oui et non. Est-il matérialiste? oui et non. Est-il organiciste? oui et non. De ses expositions de principes, on peut tout déduire, tout conclure, tout admettre, tout rejeter. »

Mon cher ami, je n'aurai pas l'impertinence de vous demander une définition de votre âme ; mais j'ai le devoir de vous dire : « Que fait votre âme et que faites-vous de l'âme ? »

Je comprends parfaitement que l'on admette, que l'on proclame, que l'on impose l'existence de l'âme, lorsque l'on considère les facultés intellectuelles, affectives et morales, comme les attributs, comme les fonctions de l'âme ; lorsque l'on admet des *maladies de l'âme*. A la vérité, pour l'anatomiste, pour le physiologiste, pour le philosophe positiviste, l'âme est, en effet, *un être de raison sans raison d'être*, puisque l'observation, l'expérimentation et la logique *démontrent* que toutes ces facultés constituent les attributs, les fonctions du cerveau; que les maladies de l'âme sont des maladies du cerveau; mais enfin, la prémisse étant admise, les conséquences sont légitimes, et l'*École animiste* considérant l'existence de l'âme comme un article de foi, il faut évidemment renoncer à argumenter avec elle; l'on accepte ou l'on repousse la Révélation, la Foi, l'Ame; mais il est parfaitement ridicule de les discuter.

Les Écoles *naturiste*, *vitaliste*, *spiritualiste*, sont fatalement condamnées — je crois l'avoir démontré — à se confondre avec l'animisme, ou à n'être qu'une obscure et creuse phraséologie; n'en parlons pas.

Que reste-t-il? — L'*École organiciste*, *l'École positiviste*, dont vous êtes, mon cher Marchal, — quoi que vous puissiez dire, — l'un des plus éminents représentants.

Mais alors, — et puisque vous rattachez aux organes toutes les fonctions, toutes les facultés, tous les attributs de l'organisme vivant; puisque, pour vous, « la vie morale ressortit pleinement à la physiologie et à la pathologie, suivant l'état de santé ou de maladie; » puisque, contrairement à M. Béhier, vous ne proclamez point cette... énormité, à savoir : que le médecin n'a pas à rechercher « si les propriétés du corps dominent les propriétés de l'âme, ou si elles sont subordonnées à celles-ci; » puisque, selon vous, il n'existe dans l'organisme ni nature, ni archée, ni principe vital, ni force indépendante, ni principe superposé, — l'âme ne saurait être une force, puisqu'il n'existe de force indépendante ni dans l'organisme ni dans la nature. Est-elle un corps? Mais alors quelles sont les propriétés de ce corps? Pourquoi parlez-vous de l'âme *immortelle*, et à quel titre la faites-vous intervenir?

Ou elle n'est qu'un *être de raison sans raison d'être,* ou bien elle doit jouer un rôle quelconque dans l'organisme, dans la nature. — Quel est ce rôle?

A la vérité, vous dites que votre infirmation des forces indépendantes ne touche pas à l'existence de l'âme, EN TANT QU'IDÉE PERSISTANTE DE L'ÊTRE, mais c'est précisément ici que je ne vous comprends pas, mon cher ami; et comme je ne suis pas seul à ne pas vous comprendre, je vous adjure de nous expliquer ce que vous entendez par *l'âme, en tant qu'idée persistante de l'être.*

L'âme est-elle une idée? Est-elle un phénomène? De quels êtres s'agit-il? d'êtres concrets ou d'êtres abstraits? L'*idée persistante de l'être!* — Cela signifie-t-il la transmission de la vie, la persistance des espèces? Cette idée persistante de l'être n'a-t-elle pour objectif que l'être humain, ou embrasse-t-elle tous les êtres du règne organique?

Quoi qu'il en soit, mon cher Marchal, s'il est permis à notre confrère Sales-Girons de procréer le *vitalisme animique*, sans lui donner le baptême de la démonstration; s'il est permis au bon Simplice d'être *vitaliste* et *spiritualiste,* sans savoir ni pourquoi ni comment, il ne doit point lui être permis de vous accuser d'être et de n'être pas; et puisque vous êtes, tout à la fois, *organiciste* et *animiste,* vous êtes tenu de nous dire clairement *pourquoi* vous êtes animiste, et *comment* votre animisme est super, juxta ou intraposé à votre organicisme.

Mais assez comme ça de psychologie pour le moment, et revenons à la médecine.

Vous dites :

« Le vice persistant de l'École prépondérante, *dont la gloire ne fait pas question*, est d'avoir considéré la maladie *presque* exclusivement dans les parties qui n'en montrent que les localisations; d'avoir regardé comme autant de maladies distinctes des actes morbides plus ou moins espacés, mais ressortissant à une seule unité, à un seul principe; enfin, d'avoir dirigé le traitement en vue *surtout* des localisations morbides (*topo-iâtrie*). »

Voici un passage, mon cher Marchal, qui m'enorgueillit singulièrement, car, si je ne me trompe, les mots que j'y ai soulignés apparaissent pour la première fois dans votre « exposition de philosophie médicale, » et je crois ne pas être absolument étranger à cette apparition. Quoi qu'il en soit, je m'en réjouis *surtout*, parce qu'ils font *presque* disparaître toute trace de dissentiment entre nous.

Et, en effet, en 1852, dans mon *Traité d'hydrothérapie;* de 1858 à 1860, dans maints articles du *Progrès;* en 1863, dans mon *Mémoire sur les maladies chroniques;* en 1866, dans la 3e édition du *Traité d'hydrothérapie*, j'ai longuement développé la thèse que vous indiquez, et j'ai *surtout* reproché à l'*Ecole anatomique*, à l'*École organiciste* d'avoir *trop* localisé la pathologie et la thérapeutique.

Quant aux « actes morbides considérés comme des maladies distinctes, » le reproche s'adresse *surtout*, non à l'École prépondérante, mais à notre cher maître Piorry, et vous savez que le *Progrès* a eu la gloire d'amener l'illustre onomopathologiste à confesser l'unité morbide.

Il y a longtemps que je vous le dis et vous le répète, mon cher Marchal : il n'y a entre vous et l'École prépondérante, entre l'holopathologisme et le topopathologisme, entre l'holo-iâtrie et la topo-iâtrie qu'une question de plus ou de moins, de trop ou de pas assez; et en pratique, c'est-à-dire au lit du malade, toute dissemblance disparaît *presque* entièrement; c'est là, *surtout*, ce que je me suis efforcé de démontrer, dans de récents articles du *Mouvement médical*. — Continuons.

Il faut, dites-vous, traiter la maladie en puissance, toujours prête à reproduire les manifestations locales en les variant, et le rétablissement de la *santé fonctionnelle* n'est point une raison pour négliger ce traitement.

Ici, les mots soulignés l'ont été par vous, mon cher ami, et ils me sont un nouveau sujet d'orgueil et de satisfaction, car je crois bien que c'est moi qui, le premier, les ai introduits dans le langage médical. Si vous aviez voulu ajouter que le rétablissement de la *santé organique* n'est point une raison pour négliger le *traitement fonctionnel*, mon bonheur serait complet!

Passons des considérations de pathologie générale auxquelles je n'ai rien à objecter, et que j'accepte volontiers :

« L'organisme vivant résiste, dans une certaine mesure, aux circonstances qui le menacent, y compris sa propre activité. C'est *l'état des forces*... Les fores sont *apparentes* ou *radicales*... Le mot *diathèse* implique, dans son acception traditionnelle, la lenteur de l'évolution morbide; le mot *holopathies* désigne les maladies d'ordre général quelles qu'elles soient, à marche rapide ou à marche lente... Les diathèses étant générales dans l'espèce, on ne peut jamais affirmer qu'une affection locale, autre qu'une lésion traumatique, soit *primitivement* locale... Le traitement s'applique à l'espèce ou à l'individu. Les maladies, dans l'espèce, ne sont justiciables que des médications générales. Dans l'individu, le traitement est général ou local. »

Donc il existe un *traitement local!* Arrêtons-nous là, sans rechercher si le mot *diathèse* implique une évolution morbide lente, s'il était indispensable de créer le mot *holopathies* pour désigner les *maladies générales aiguës*, et arrivons à votre conclusion de philosophie médicale générale. Vous dites :

« La médecine relève de la biologie par cette simple raison que pour être malade il faut être vivant, mais elle ne s'y subordonne pas. Elle a sa méthode propre, dont l'*analyse pathogénique* est le principal instrument, et des lois distinctes parce que les faits qu'elle embrasse sont distincts. Elle est donc autonome et indépendante. Les medecins l'oublient ; il faut le leur rappeler. C'est à eux de défendre leur domaine. Ils doivent s'éclairer de toutes les sciences et ne subir le joug d'aucune. Rien, ni les faits chimiques, ni les faits d'expérience, rien ne doit prévaloir sur les faits médicaux, aux yeux du médecin, qui doit accepter et rechercher tous les secours, mais repousser toutes les invasions. La médecine a été jusqu'ici comme la Pologne de la science ; il est temps qu'elle s'appartienne et se constitue. »

Mon cher ami, la médecine a été la plus triste et la plus anarchique de toutes les Polognes, précisément alors que, se considérant comme indépendante et autonome, elle ne cherchait qu'en elle-même les éléments de l'étiologie, de la pathogénie et de la thérapeutique, et qu'elle était livrée à toutes les hypothèses et à toutes les nébulosités du théologisme, de l'animisme, du vitalisme, du spiritualisme, de la métaphysique et du fantaisisme; elle n'est entrée dans le domaine des sciences que le jour où, comprenant que la biologie, — c'est-à-dire la physiologie et la pathogénie, — est essentiellement l'étude de l'homme vivant dans ses rapports avec les milieux, elle a fait intervenir la physique, la chimie, la météorologie, la climatologie, etc., c'est-à-dire les sciences que vous persistez, — paraît-il, — à considérer comme *accessoires*, et qui sont aussi indispensables aux études physiologiques et pathogéniques que le microscope et les réactifs sont indispensables aux études histologiques.

Renversez votre proposition, mon cher Marchal, et dites que c'est dans les faits scientifiques, — physiques, chimiques, mécaniques, — dans les faits scientifiquement démontrés, que les faits médicaux, — toujours si obscurs, si variables, se prêtant à un aussi grand nombre d'interprétations différentes, — doivent chercher leur raison d'être.

C'est en se considérant comme autonome et indépendante que la médecine avait créé les vices psorique, herpétique, scrofuleux, etc., etc.; c'est en faisant intervenir les sciences *accessoires*, qu'elle a découvert l'acarus scabiei, les microzoaires, les microphytes, et qu'elle a enfin établi sur des données positives la pathogénie et la thérapeutique d'un grand nombre de dermatoses. Et les altérations du sang, et la gravelle, et la goutte, et l'albuminurie, et la glycosurie, — qui vous doit tant, — n'ont-elles rien emprunté à la physique et à la chimie? Et l'expérimentation n'a-t-elle jeté aucune lumière sur l'histoire de la variole, de la syphilis, de la morve?

Non, mon ami, les lois de la médecine ne sont pas distinctes des lois cosmiques, car elles en découlent; les faits médicaux ne sont pas distincts des faits biologiques, car ils n'en sont qu'une modification, et c'est dans les sciences accessoires que l'*analyse pathogénique* puise ses instruments les plus sûrs et les plus utiles.

Mon bon ami, vous n'êtes pas *animiste*, médicalement parlant; vous n'êtes ni *spiritualiste*, ni *vitaliste;* vous ne voulez pas être *positiviste;* qu'êtes-vous donc? Seriez-vous par hasard *fantaisiste?* Dieu me garde de le croire!

« Je suis, me direz-vous, un *organiciste-holopathologiste.* » Mais l'*organicisme* entraîne forcément le *positivisme*, et sans celui-ci, je craindrais fort que l'*holopathologisme* ne vînt à rouler dans le *fantaisisme.* Vous voyez donc bien que vous êtes, que vous devez être un positiviste.

Un POSITIVISTE ! Cela « *sent le terreau d'une lieue*, » n'est-ce pas? et je vous fais une cruelle injure, à vous qui poursuivez le *positivisme* et les *positivistes* de vos sarcasmes et de vos dédains; à vous qui les accusez de faire du *mysticisme inconscient*, sous prétexte qu'en médecine ils sont *solidistes* ou *humoristes*, mais qu'ils ne peuvent s'élever jusqu'à la conception de l'unité organique et des maladies *totius substantiæ!*

Détrompez-vous et rassurez-vous, mon cher Marchal; les *positivistes* ne sont ni aussi borgnes ni aussi sceptiques que vous le pensez. S'ils repoussent d'une manière absolue la recherche des causes premières et des causes finales, ils admettent, par la constatation de leurs effets, une foule de causes qu'ils n'ont jamais ni vues ni touchées.

Ils n'ont jamais vu ni touché l'attraction, et cependant ils admettent la rotation terrestre. Ils n'ont jamais pu isoler les virus, et cependant ils les admettent, ainsi que d'autres *matières morbifiques*, alors même que ces virus et ces matières ne sont dans l'économie qu'en puissance, et qu'ils ne révèlent leur existence par aucune manifestation apparente.

En vérité, mon cher Marchal, je croirais vous faire injure, en défendant plus longtemps le positivisme et les positivistes contre de pareilles imputations!

Nous avons commencé par la fin, mon ami; finissons par le commencement. « *Une nouvelle synthèse médicale est entrevue et réclamée*, » avez-vous dit. Or, je vous le demande, où sont, dans votre « exposition de doctrine médicale, » les éléments de cette nouvelle synthèse?

Un peu moins d'holopathisme par ici, un peu plus par là; un peu moins de topopathisme par là, un peu plus par ici. Voilà tout, et en vérité cela ne suffirait pas pour opérer une rénovation médicale durable et féconde.

Eh quoi! ne voulez-vous donc pas voir que la synthèse médicale nouvelle est, tout entière, dans le physiologisme substitué à l'organicisme, — voire à votre macro-organicisme; — dans l'étude de l'homme vivant, substituée à l'étude du cadavre; dans celle de la pathogénie fonctionnelle initiale, substituée à celle des lésions organiques cadavériques?

Ne voyez-vous pas que c'est principalement par l'étude des rapports incessamment modifiés qui s'établissent entre l'organisme vivant et les milieux au sein desquels il est placé que doivent être constitués, d'une manière positive, la pathogénie et le traitement des maladies; que c'est à ce *point de vue* qu'il faut refaire la médecine tout entière : étiologie, pathogénie, pathologie, thérapeutique?

Ne voyez-vous pas que de toutes parts les esprits s'engagent dans cette voie?

La *physiologie expérimentale* est à l'ordre du jour; Dally, Barrel de Ponteves, de Ranse, Monneret proclament la thérapeutique fonctionnelle.

« L'étude des troubles fonctionnels et dynamiques de la circulation, dit M. le docteur Papillaud dans une brochure dont je n'ai pas à examiner ici la valeur thérapeutique, doit être placée bien audessus d'une localisation étroite dont l'importance a été singulièrement exagérée. C'est maintenant à l'influence innervatrice, admise comme élément pathologique, qu'il faut rendre la valeur qui lui appartient... Un état uniquement dynamique, pendant une certaine période, peut aboutir aux lésions anatomiques les mieux caractérisées. C'est pendant cette période, qui est la préface de la maladie complétement développée, que les médications ont le plus de chances d'exercer une action curative, laquelle devient impossible lorsque les altérations anatomo-pathologiques lui ont succédé. »

C'est là précisément ce que je dis depuis vingt ans, mon cher ami; c'est là ce que j'ai *démontré* par mes recherches hydrothérapeutiques; c'est là ce que la génération médicale nouvelle commence à comprendre.

Laissez-moi donc vous répéter, en terminant, ce que je vous ai déjà dit :

« Abandonnez la médecine des lésions organiques

ultimes, cadavériques, et embrassez résolûment la médecine des lésions fonctionnelles initiales, se produisant sur l'homme vivant.

« Abandonnez — sous toutes réserves — la vieille médecine organique des saignées, des cautères, de la thérapeutique empirique, et embrassez résolûment la médecine de l'avenir : la médecine physiologique des modificateurs fonctionnels.

« Faites faire un pas de plus à votre esprit si vif, si pénétrant, si amoureux du progrès en toutes choses ; ce n'est point l'holopathologisme qui peut, tant s'en faut, vous éloigner de mes doctrines, et je n'ai pas besoin de vous dire, mon cher ami, combien je serais heureux de vous « *enrôler dans* « *l'armée du physiologisme, dont je ne demanderais* « *pas mieux que de vous voir prendre le comman-* « *dement.* »

EN PRATIQUE, IL N'EXISTE AUCUNE DISSIDENCE ENTRE NOUS.

S'il est vrai que l'union fasse la force, il n'est pas étonnant que la famille médicale soit si faible !

Si faible, en face de la société qui sollicite d'elle les plus précieux des biens — la santé, la vie — et qui, dans l'intérêt de sa propre sécurité, ne demanderait pas mieux que de la voir forte et puissante.

Si faible, en face des gouvernements qui, à moins d'être odieux ou absurdes, ne demanderaient pas mieux que d'utiliser au profit de la chose publique, des lumières qui dans aucune autre profession ne se présentent avec un égal degré d'universalité, d'utilité sociale et pratique.

Et en effet, la *désunion* est la seule cause de notre faiblesse!

En présence du grand mouvement social qui se développe et qui inaugure l'ère de l'association, de la participation, de la coopération, de l'assurance mutuelle, de la solidarité, les médecins resteront-ils seuls encroûtés dans les errements d'un passé qui s'écroule de toutes parts?

Qu'ils y prennent garde! car le jour où ils ne marcheront plus en tête du progrès scientifique et social, ils ne seront plus que de ridicules et cupides industriels réunis en *Association médico-policière*, suivant l'énergique expression de M. Pascal.

Jamais l'occasion n'a éte aussi favorable. Lorsqu'il y a quinze ans, nous réclamions pour le médecin une influence sociale prépondérante, notre voix se perdait dans le désert et y mourait sans échos; aujourd'hui, le discours académique de M. Tardieu ne rencontre que de chaleureuses adhésions, et c'est à qui renchérira sur les légitimes et éloquentes objurgations du nouveau président de l'Académie de médecine.

Il est impossible d'admettre que l'intérêt pécuniaire, que la crainte et la haine de la concurrence soient les seules causes de la désunion médicale! La concurrence n'est-elle pas la loi du commerce, de l'industrie? N'existe-t-elle pas à un degré beaucoup plus élevé dans toutes les professions?

S'agit-il de vanité, d'amour-propre? Mais les avocats, les hommes de lettres, les peintres, les musiciens ne sont-ils pas tributaires de l'opinion publique, et ne lui fournissent-ils pas des éléments de comparaison et de jugement beaucoup plus nombreux, plus ostensibles et plus péremptoires que ne le font les médecins? Que serait-ce donc si nous étions soumis au contrôle, à la critique de la presse, comme les artistes!

On peut le dire à notre honneur : ce qui nous divise surtout, ce sont des questions de principes, de doctrines, d'opinions, de convictions, etc. — Hippocrate dit oui; Galien dit non! Et c'est précisément là l'une des causes de notre faiblesse. Quel prestige, quelle influence pouvons-nous exercer sur un public qui pense que, pareils aux augures de l'antiquité, deux médecins ne doivent pas pouvoir se regarder sans rire!

Quand les hommes les plus considérables de la profession, de l'enseignement ont passé leur vie à répéter que la médecine n'est pas une science; qu'elle n'est qu'un art, et qu'elle n'obéit pas à des principes, mais à des inspirations tout instantanées, que voulez-vous qu'il advînt, si ce n'est ce qui est advenu?

« La médecine, disent MM. Littré et Robin, est un art, elle n'est point une science, et n'en prendra jamais le caractère. Mais, comme tous les arts, elle s'appuie directement et incessamment sur un certain nombre de sciences concrètes ou d'application, qui seules méritent le nom de sciences médicales. Ce sont, d'une part, la *pathologie* et l'*histoire naturelle*, dans l'ordre biologique; puis la *physique* et la *chimie*, dans l'ordre cosmologique ou inorganique; c'est, d'autre part, la science des milieux. »

Mais la *véritable* médecine n'est autre chose que le corollaire, que l'application des données fournies par les *sciences médicales: anatomie, physiologie, histoire naturelle;* par les *sciences cosmologiques: physique, chimie, géographie, géologie;* par la *science des milieux* et par la *science* qui s'occupe des rapports qui existent entre l'homme et ces milieux.

« *Sans la science*, vient de dire avec raison « M. Jules Guérin, l'*Art n'est que l'empirisme.* »

Sommes-nous donc condamnés à n'être jamais que des empiriques? Non, mille fois non! La médecine est une science, — science difficile, peu avancée encore, mais science à éléments déterminés; science au même titre que l'astronomie, la physique et la chimie.

Le jour où le public saura et croira que la médecine est une science, ce jour-là il respectera la médecine et les médecins.

Or, la médecine est si bien une science, que toute désunion disparaît entre nous, aussitôt qu'abandonnant la stérile logomachie de la métaphysique, nous nous plaçons sur le terrain de la pratique.

Depuis quinze ans nous nous efforçons de faire prévaloir la pathologie et la thérapeutique *fonctionnelles;* à l'occasion de la troisième édition du *Traité d'hydrothérapie*, M. de Ranse prend en main la cause de l'*organicisme*, mais quelle est la conclusion de son argumentation?

La voici:

« En pratique, il n'existe pas de dissentiment entre « M. Fleury et nous; en théorie, nous différons sur un « point, et peut-être que, même sur ce point, nous « pourrions nous entendre sans grandes concessions de « part et d'autre. »

M. Sales-Girons, qui prend fait et cause pour l'*animisme*, est moins conciliant ; pressé par le fatal *non possumus*, il ne concède rien, en ce qui concerne la *théorie*, et cependant déjà il en est arrivé au vitalisme animique. Mais en pratique il consacre tous ses efforts à la propagation de la pulvérisation et de la médication bronchique.

« La clinique, dit M. Sales-Girons, serait un art, et la physique, la chimie, l'histologie, etc., sont des sciences.

« En tout autre temps que le nôtre, cette distinction serait indifférente ; que dis-je ? il y a eu des temps peut-être où elle aurait fait honneur au clinicien ; mais, de nos jours, assurons-nous qu'elle ferait la honte de la médecine et l'humiliation du médecin. C'est à ce point que nous voudrions qu'elle suscitât une protestation générale.

« Ne nous fions pas à l'excuse explicative qu'on donnerait de la qualification d'art faite à la clinique et de celle d'artiste faite au médecin auprès de ses malades. L'art, dirait-on, c'est le coup d'œil, c'est le tact personnel, c'est l'intuition spontanée, c'est le sentiment, c'est l'inspiration, c'est le génie, qu'il n'en faudrait pas vouloir pour la médecine, si tout cela ne reposait pas sur la science comme sur une base invariable.

« Ne nous laissons pas séduire par ces promesses artistiques ; maintenons que la médecine est une science et que la clinique est la plus élevée de ses branches, puisqu'elle en est le couronnement.

« Rétablissons les choses selon la vérité des traditions. Il y a en médecine des sciences de service et des sciences supérieures. Quand celles-ci, auprès du malade, empruntent le microscope ou le réactif de celles-là, ce n'est pas un acte de déférence qu'elles rendent, c'est un droit qu'elles exercent. Ce n'est pas l'œil qui est fait pour la loupe, c'est la loupe qui est faite pour servir l'œil. Tout est donc pour les sciences cliniques ; car la clinique, lorsqu'elle serait un art pour quelques rares esprits d'élite, serait encore la science suprême qui met en œuvre, comme moyens adjuvants, tous les produits des sciences accessoires.

« La clinique, enfin, c'est la science médicale; c'est la médecine dans ce qu'elle a de plus élevé. Tout est au-dessous d'elle ou travaille pour elle. »

M. Marchal (de Calvi)

« Croit, avec saint Thomas, que l'homme est un et
« deux; que l'être perpétuel, l'âme, n'est pas une force;
« qu'elle est la forme indéterminée et indéterminable
« sous laquelle l'homme se perpétue, par une sorte
« d'immatriculation au sein de la pensée universelle
« réalisée. »

Il croit:

« A une cause universelle, redoutable, *sacrée*, incom-
« préhensible, indéfinissable... »

Mais il déclare que:

« Le médecin, en tant que médecin, n'a devant lui
« que le corps vivant, l'organisme vivant; que tout est
« dans l'organisme, que tout se fait par l'organisme;
« que c'est l'organisme qui sent, qui se meut, qui per-
« çoit, conçoit, pense, juge et veut. »

Donc, si les *croyances* nous séparent de M. Marchal en ce qui concerne *l'homme un et deux*, et *la cause sacrée*, *imcompréhensible et indéfinissable*, tout le reste nous unit si étroitement, qu'à nous deux nous ne faisons qu'un.

Il y a longtemps que nous soutenons la thèse de l'*unification médicale*. L'on se souvient peut-être des discussions qui, dans le *Progrès*, avaient fini par amener une cordiale entente entre MM. Marchal, Piorry et nous. C'est notre honorable confrère M. Benoit qui, au nom du *vitalisme de Montpellier*, s'était chargé de terminer notre différend avec M. Anglada ; or, voici ce que nous disions :

« Il résulte de l'article de M. Benoît que l'École de Montpellier repousse le principe absolu d'*autorité* et accepte celui du *libre examen*.

« Elle repousse le SOLIDISME qui proclame *la passivité des êtres organisés vivants ;* mais elle repousse également l'ANIMISME *qui considère l'âme comme la cause première de toutes les actions vitales* et comme *la puissance médiatrice par excellence.*

« Quelques hommes, dit M. le professeur Benoît, « obéissant à des préoccupations toutes gratuites, et « plutôt théologiques et religieuses que purement physiologiques, ont bien essayé de nos jours d'élever la « voix en sa faveur, et cela sans aucun profit pour la « théologie et la religion ; mais ces hommes ont montré « seulement par ces tentatives, ou leur incompétence « absolue, ou leur ignorance des principes fondamentaux de l'anthropologie. »

« L'École de Montpellier se préoccupe peu d'émettre des *hypothèses*, de connaître l'*essence des causes des phénomènes ;* elle recherche l'ordre de succession de ces phénomènes et les *lois* par lesquelles ils dérivent l'un de l'autre. Ses PRINCIPES sont INDUCTIFS.

« L'École de Montpellier prend pour base de son enseignement l'*anatomie* considérée sous tous ses aspects (anatomie descriptive, anatomie générale, histologie, anatomie pathologique), la *physiologie expérimentale* et les vivisections ; elle prend pour auxiliaires la *chimie*, la *physique*, le *microscope*.

« Enfin, l'École de Montpellier, acceptant les *faits positifs* révélés par l'*observation*, et les *deductions logiques* qui en découlent, invoque tous les jours, dans les applications thérapeutiques, l'HYDROTHÉRAPIE RATIONNELLE !

« Nous avions donc complétement raison lorsque nous disions :

« Il n'y a plus en France une École de Paris et une

« École de Montpellier ; il y a trois Facultés représen-
« tant une seule École : l'École de l'observation, de la
« logique et du bon sens ; il existe bien encore des FAN-
« TAISISTES et des ILLUMINÉS, mais ce sont là des *indi-
« vidualités morbides*, et non des représentants d'une
« École antagoniste de l'École de Paris ! »

« Quelles sont donc les différences qui séparent la *Faculté de Montpellier* de la *Faculté de Paris ?* — M. le professeur Benoît nous l'apprend.

« Paris se distingue par une activité étonnante, par
« un labeur fébrile, par des travaux immenses, par une
« incessante accumulation de matériaux.

« Montpellier contrôle, coordonne, généralise, ap-
« plique. »

« En d'autres termes, Paris est la mine féconde d'où mille bras infatigables extraient chaque jour des monceaux d'or ; Montpellier est le balancier méthodique qui transforme en pièces de monnaie tous ces précieux lingots !

« Soit ! — Nous acceptons la distinction, et c'est avec les plus sincères sentiments de conciliation et de sympathie que le *Progrès* dit au *Montpellier médical :* Salut et fraternité, — en se réservant le droit de rechercher, le cas échéant, si *Paris médical* est absolument déshérité de toute doctrine philosophique, de toute méthode de généralisation, de tout esprit d'appréciation et de contrôle ; si *Paris médical* ne compte que des maçons plus ou moins habiles et pas un architecte capable d'élever, d'une manière harmonique et durable, sinon le temple définitif et complet de la science, du moins quelques-unes de ses principales assises. »

Nous n'avons, après plusieurs années écoulées, rien à retrancher, rien à ajouter, rien à modifier à ces paroles.

Nous avons montré à quoi aboutissent les efforts désespérés des derniers défenseurs de l'organicisme.

M. Monneret vient de proclamer la pathologie et la thérapeutique *fonctionnelles*.

Avec une bonne grâce, plus ou moins spontanée, tous les nouveaux professeurs de la Faculté d Paris se hâtent de déclarer que leur drapeau est celui de la physiologie expérimentale.

Arrière donc toute théorie hypothétique et inutile; arrière toute dispute sur des mots vides de sens; arrière toute recherche de l'incompréhensible et de l'indéfinissable; et puisque nous sommes tous d'accord lorsque nous nous plaçons sur le terrain de la *pratique,* — c'est-à-dire sur le véritable, sur le seul terrain de la médecine, — réunissons nos efforts, et tous ensemble, marchons, comme un seul humme, au flambeau de l'observation, de l'expérimentation et de l'induction logique, vers le but que se propose toute science: la connaissance exacte des phénomènes et des lois qui les régissent.

Que l'organicisme et le fonctionnalisme se donnent la main au lieu de se combattre, et la *science médicale* ne tardera pas à couronner les efforts combinés de l'histologie, de la physiologie expérimentale, des sciences physico-chimiques et de la clinique.

DU TRAITEMENT HYDROTHÉRAPIQUE DES NÉVRALGIES

Mon cher Marchal, vous me demandez une observation témoignant une fois de plus en faveur de l'efficacité remarquable, extraordinaire, *spécifique*, de cette hydrothérapie que vous avez vue naître, dont vous avez suivi avec intérêt l'évolution, et dont, maintes fois déjà, vous avez constaté les succès; de cette hydrothérapie rationnelle, physiologique, qui doit avoir toutes les sympathies de l'holopathologisme, puisqu'elle démontre péremptoirement que les agents exerçant sur l'organisme une action générale jouent, dans la thérapeutique, un rôle non moins important que celui que vous attribuez, en ce qui concerne la pathologie, aux états morbides généraux.

Je ne sais si, dans le fait que je vous adresse, vous trouverez une maladie locale ou bien une holopathie, mais dans l'un ou l'autre cas, vous verrez que l'état morbide, après avoir résisté à un grand nombre de modificateurs, n'a cédé qu'à l'emploi méthodique d'un agent qui exerce une influence puissante et toute spéciale sur les deux grandes fonctions générales de l'économie : la circulation capillaire et l'innervation.

Obs. VIII. — Madame X..., âgée de 27 ans, est d'une excellente constitution et d'un bon tempérament; elle n'a jamais fait aucune maladie grave, et rien dans sa famille ne peut lui faire redouter la transmission héréditaire d'une maladie ou d'une prédisposition déterminées.

Elle est accouchée, le 8 mars 1867, d'un enfant robuste qui se porte très-bien; l'accouchement a été naturel, facile; les suites en ont été très-satisfaisantes pendant quinze jours, la mère ayant, pour des raisons de famille, renoncé à nourrir son enfant.

Le 24 mars, après s'être couchée et endormie dans les meilleures conditions de santé, madame X... est réveillée, tout à coup, à minuit, par une atroce douleur gastrique, qu'elle ne peut attribuer à aucune cause appréciable. Pas d'indigestion, pas de vomissements ni de diarrhée; pas de fièvre.

La douleur, malgré des cataplasmes et plusieurs boissons calmantes, persiste pendant deux jours à divers degrés d'acuité, celle-ci étant violemment exaspérée par l'ingestion de la plus petite quantité d'une substance alimentaire quelconque.

Le 27, il survient brusquement un ictère intense. Madame X..., qui habite Nogent-sur-Marne, fait appeler le Dr Dupertuis, de Champigny. L'honorable et habile praticien fait appliquer un vésicatoire sur la région épigastrique, et prescrit l'usage répété de purgatifs doux.

L'ictère se dissipe graduellement, et, vers le 10 avril, il n'en reste plus de traces; mais les douleurs gastriques persistent, et rendent l'alimentation difficile, la digestion laborieuse et pénible.

Vers la fin du mois, des douleurs aiguës, lancinantes, commencent à se faire sentir dans la tempe et dans l'œil du côté droit; bientôt elles présentent tous les caractères des douleurs névralgiques, et subissent, deux fois par jour, à midi et à six heures du soir, des exacerbations qui constituent de véritables *accès*, dont la durée varie. L'accès du matin se termine ordinairement vers deux heures; l'accès du soir est beaucoup plus long, et ne cesse, ordinairement, que vers quatre ou cinq heures du matin.

Ces accidents sont énergiquement combattus par MM. les Drs Dupertuis et Desroche, de Paris, au moyen du sulfate de quinine, de l'extrait thébaïque, de neuf vésicatoires volants, appliqués successivement sur le front, les tempes, derrière les oreilles; par des inoculations de morphine d'abord, et ensuite d'atropine; par des compresses sédatives avec un liquide contenant de l'acide hydrocyanique; mais tous ces moyens, et beaucoup d'autres, restent complétement inefficaces; les inoculations d'atropine ont même violemment exaspéré les douleurs.

Le déplacement a été essayé, mais après avoir passé un mois à Paris sans éprouver aucun soulagement, madame X... revient à sa campagne, où elle est soumise, sans plus de succès, à un régime exclusivement lacté.

A bout de ressources, M. le docteur Dupertuis prend le parti de faire intervenir l'hydrothérapie. *La malade est placée dans une baignoire vide, et une domestique, montée sur une échelle, lui verse sur le corps cinq ou six arrosoirs d'eau froide.*

Cette affusion est extrêmement pénible ; elle n'est suivie que d'une réaction difficile, incomplète, et, le plus souvent, elle n'a d'autre effet que d'exaspérer les douleurs et de provoquer un accès.

Des douleurs continues se font toujours sentir dans la tempe et l'œil du côté droit, mais le sommet de la tête est maintenant également fort douloureux. Les violents accès de midi et de six heures ont toujours lieu ; mais, en outre, depuis plusieurs semaines déjà ; des accès, moins violents et plus courts, éclatent, au nombre de cinq ou six, à des intervalles irréguliers.

Il se déclare un nouvel ictère, accompagné de violentes douleurs gastriques ; il est combattu, comme le précédent, par un vésicatoire épigastrique et par des purgatifs, et il se dissipe au bout de dix à douze jours. Pendant la durée des accidents hépato-gastriques, les douleurs céphaliques ont entièrement cessé, mais ceux-là disparus, elles sont revenues avec toute leur intensité, et elles tendent à envahir le cou et l'épaule.

Pendant un mois, madame X... prend, chaque jour, un bain tiède prolongé ; elle n'en éprouve aucun soulagement, mais elle constate les rapides progrès que fait une prostration générale portée à l'extrême par le défaut à peu près absolu de sommeil, par la violence des douleurs et par une alimentation réduite à l'ingestion d'un peu de lait ou de bouillon, les moindres efforts de mastication provoquant des douleurs atroces.

A ce moment, MM. les Drs Dupertuis et Desroche sont d'avis qu'il faut faire intervenir l'*hydrothérapie méthodique*, et madame X... vient s'installer à Plessis-Lalande, le 15 septembre.

Une *douche antiperiodique* est administrée à onze

heures et demie du matin, et l'accès de midi n'a point lieu. Une seconde douche est administrée à cinq heures et demie, et l'accès de six heures fait également défaut. Madame X... se met à table à six heures, et, non moins joyeuse qu'étonnée, elle peut manger avec plaisir et sans souffrir.

. Pendant huit jours, le même traitement est continué, bien que les accès ne se soient plus montrés.

Mais les douleurs continues persistent et augmentent d'intensité pendant la nuit. Les douches sont alors données aux heures ordinaires, c'est-à-dire à huit heures du matin et à quatre heures du soir. Elles sont administrées de la manière suivante :

Douche générale avec la douche mobile. Douche sédative en éventail sur la tête et le côté de la face et du cou; douche révulsive énergique sur les bras, le bassin et les membres inférieurs. Plus tard, madame X... a été soumise à la *sudation en étuve sèche, suivie d'une douche générale en pluie et en jet.*

Nous ne suivrons pas jour par jour les effets produits par ce traitement; nous dirons seulement que les accès périodiques n'ont jamais reparu ; que, malgré quelques vicissitudes, les douleurs continues ont été en diminuant de violence ; qu'à un certain moment elles ont été intermittentes et ne se sont plus montrées qu'irrégulièrement, et qu'enfin aujourd'hui, 10 novembre, la guérison est complète depuis trois semaines, toutes les fonctions s'accomplissant parfaitement, et l'état général de madame X... étant excellent.

Voilà le fait, mon cher ami; je serai sobre de réflexions.

Quel lien a-t-il existé entre les accidents gastro-hépatiques et les douleurs céphaliques?

A mon avis un simple lien d'alternance. La maladie a débuté par une névralgie de l'estomac, laquelle a provoqué l'ictère; puis la gastralgie a été remplacée par la névralgie céphalique; celle-ci a été remplacée à son tour, pendant dix jours, par la gastralgie, laquelle a de nouveau, et définitivement, cédé la place à la névralgie céphalique.

En l'absence de toute cause, rhumatismale ou autre, appréciable, faut-il faire intervenir la puerpéralité? Monneret serait probablement de cet avis. Je me contente de poser la question.

Il me reste à vous signaler : 1° l'inefficacité de tous les agents ordinaires de la thérapeutique usuelle *et celle de l'hydrothérapie non méthodique;*

2° La remarquable action exercée par les *douches antipériodiques formulées;*

3° La nécessité qu'il y a, pour ne pas compromettre la médication et le malade, de se conformer à toutes les règles, à toutes les conditions sur lesquelles repose *l'hydrothérapie méthodique.*

Et je termine par un vœu : celui de voir enfin nos confrères commencer par où ils finissent.

Si madame X... avait été soumise à l'hydrothérapie méthodique dès le début de la maladie, elle eût été, très-probablement, guérie en quelques jours.

Qui peut le plus peut le moins. Sous l'empire de quelle étrange préoccupation les médecins ne font-ils intervenir l'hydrothérapie qu'après avoir épuisé tous les arcanes de la routine thérapeutique, au lieu de faire précisement le contraire?

Si vous le savez, mon cher Marchal, dites-le bien haut, et si vous pensez qu'il y a mieux à faire dans l'intérêt de la science et de l'humanité, criez-le du haut de votre *Tribune*, à laquelle je souhaite tout le succès qu'elle mérite.

Je vous serre la main.

Cette observation a donné lieu, entre M. Marchal et moi, à une discussion que je crois devoir reproduire ici, en raison de son importance doctrinale et pratique. Voici la lettre qui m'a été adressée par M. Marchal, et la réponse que je lui ai faite :

Mon cher Fleury,

Voilà une lettre que je suis heureux d'insérer et à laquelle je suis heureux de répondre ; une lettre qui a pour objet un beau fait, je voudrais presque dire un haut fait de thérapeutique médicale, et qui, en même temps, ouvre carrière à la question de doctrine. Et voilà ce qui convient à nos lecteurs.

Je suis entièrement de votre avis sur le rapport qui a existé entre les diverses manifestations présentées successivement par madame X... : névralgie gastrique initiale et ictère ; névralgie de la cinquième paire substituée à la névralgie gastrique ; substitution de la névralgie gastrique, encore suivie d'ictère, à la névralgie crânienne ; enfin, et définitivement, névralgie crânienne, avec extension au cou et à l'épaule, substituée à la névralgie gastrique.

Ainsi se succèdent et se substituent les unes aux autres les manifestations goutteuses, dans une même attaque de goutte. Voilà que je vais conclure avant d'avoir posé la question. Impatience holopathique pour laquelle je réclame toute votre indulgence.

Mais avant de poser la question holopathique, un mot sur l'ictère *provoqué par la gastralgie* ; c'est vous qui le dites, et vous le dites avec raison. Comment une gastralgie peut-elle provoquer l'ictère? Broussais, que je n'ai pas le temps de consulter (mais je crois pouvoir compter sur l'exactitude de mes souvenirs), expliquait la production subite de l'ictère à la suite d'une violente colère, par l'exagération de la contractilité des conduits biliaires. La névralgie gastrique agirait de même pour donner lieu au reflux de la bile dans le sang, c'est-à-dire l'ictère ; et il faudrait admettre le passage de l'action morbide des nerfs de sensibilité aux nerfs moteurs, soit à travers un ganglion, soit à travers le centre cérébral. Pour ce qui est du passage de l'action morbide des nerfs sensibles aux nerfs moteurs, à travers les ganglions, j'en ai donné la preuve, il y a longues années, dans une note publiée dans les *Archives générales de medecine* sur la *paralysie de la troisième paire de nerfs crâniens consécutive à la névralgie de la cinquième.* Car il faut vous dire que je pourrais bien être le père de cette fameuse *paralysie réflexe* qui a fait grand bruit à l'Académie des sciences sous un autre nom que le mien, ce qui importe peu. Ce qui importerait, ce serait que l'observation médicale eût devancé la physiologie expérimentale dans la constatation de ce phénomène.

Je ne voulais dire qu'un mot, et en voilà plusieurs ou même davantage. Je reviens donc à la question holopathique.

Ces deux manifestations, la névralgie gastrique et la névralgie crânienne, à quoi répondaient-elles? Existaient-elles par elles-mêmes? Connaît-on des effets sans cause? Voilà des nerfs qui s'exaspèrent çà, puis là, et inversement : qu'est-ce qu'il leur prend donc? quel caprice? Il n'y a pas de caprice. Il y a subordination étroite de ces manifestations locales, de ces expressions morbides, à un état général, à une holopathie, de l'ordre des *climatéries*, à la puerpéralité, comme vous l'indiquez très-justement.

C'est quinze jours, quinze jours seulement, après ses couches que votre malade fut réveillée tout à coup par la première manifestation névro-pathique ; elle était donc, pour tout le monde, dans les limites de la puerpéralité. Mais des mois et des ans se fussent-ils écoulés, le rapport resterait le même. Et qu'y a-t-il d'étonnant et d'inadmissible à ce que l'holopathie créée par la rétention des materiaux du lait dans le sang ait des effets tardifs? Ici encore la raison commune l'emporte sur la raison médicale, du moins sur la raison médicale contemporaine : l'expression populaire de *lait répandu* répond à une idée vraie, et aussi importante, aussi essentielle que vraie.

Certes, si l'on s'en tenait à la lettre, à l'étymologie, le mot *puerpéralité* dérivant de *puerpera*, *femme en couches*, la *chose* ne s'étendrait pas au delà du *retour de couches*, et encore on en pourrait restreindre la durée à l'époque où la femme rentre dans les conditions physiologiques apparentes, revient à la *santé fonctionnelle*, comme vous dites si heureusement.

Mais voilà où la lettre tue l'esprit. Quoi! l'allaitement ne serait pas un fait puerpéral! Il y aurait solution de continuité entre la nutrition de l'enfant par la mère au dedans et la nutrition de l'enfant par la mère au dehors! Et si ce qui doit servir à la nutrition de l'enfant au dehors est retenu dans le sang de la mère, et si de cette rétention il résulte des accidents, aujoud'hui ou plus tard, je n'aurais pas le droit de dire que ce sont des accidents puerpéraux, parce que ce serait plus tard!

Hippocrate a dit : *tota mulier in utero*. On pourrait dire aussi justement, dans un grand nombre de cas : *tota mulier in puerpera*.

Mais laissons cet argument. Il s'agit de savoir si le défaut d'allaitement, si la rétention des matériaux du lait dans le sang maternel, crée ou ne crée pas une holopathie particulière, et n'est pas pour la mère la source d'une foule de manifestations ressortissant à cette holopathie. C'est le point capital.

S'il faut absolument que l'on constate au microscope ou par l'analyse chimique, la présence des matériaux du lait dans les nerfs affectés (dans votre cas, que je prends pour exemple), brisons là; je n'ai plus rien à dire. Mais, Dieu merci, il n'en va pas ainsi, et la Raison n'est pas une guenille à jeter au croc du chiffonnier. Je puis donc continuer.

Est-il vrai que le sang est profondément modifié chez la femme, au moment de la parturition, et même déjà depuis longtemps? Est-il vrai qu'il offre alors une composition insolite et contradictoire : pléthore d'eau, pléthore fibrineuse, et diminution des globules? Est-il vrai que la femme grosse se double et se dépouille à la fois? Est-il vrai, enfin, d'un point de vue plus général, que les matériaux des sécrétions sont préparés dans le sang et que les organes dits sécréteurs ne sont, à proprement parler, qu'excréteurs, ne faisant qu'éliminer les produits déjà préparés, ou mieux, séparés dans le sang? Cela n'est-il pas de toute évidence pour la sécrétion des règles, fonction physiologique si près d'être une fonction pathologique, comme la grossesse?

Donc, chez la femme qui vient d'accoucher, le sang contient les matériaux du lait. J'ai dit quelque part que la femme qui va accoucher est non-seulement double, mais triple : elle-même, l'enfant formé qu'elle porte dans son sein, et l'enfant amorphe, affluant de tout son organisme dans son sang, pour l'entretien et le développement du premier. C'est là sans doute une formule métaphorique; mais, sous cette métaphore, se trouve une vérité que le médecin praticien doit toujours avoir présente à l'esprit.

Ainsi, je le répète, des matériaux qui ne sont plus faits pour l'organisme maternel, y sont accumulés au moment de la parturition, et s'ils y restent, parce que la femme ne nourrit pas et parce qu'on ne fait rien ou qu'on ne fait pas assez pour la débarrasser de ce *caput mortuum* de sa nutrition propre, ils passent à l'état de *matière morbifique*, et, soit par eux-mêmes, soit comme coefficient d'une matière morbifique diathésique préexistante, la diathèse herpétique, par exemple, ils donnent lieu à des accidents variés, immédiats ou tardifs.

Le fait récent de la puerpéralité comprend deux circonstances : premièrement, l'accumulation des matériaux du lait dans le sang ou mieux dans l'organisme, chaque tissu fournissant son contingent pour la sustentation du nouvel être parvenu à la vie extérieure; et, secondement, la violence infligée à l'appareil génital. Vienne une occasion, un refroidissement, une vive impression morale, et les matériaux accumulés dans l'organisme se portent où l'irritation les appelle, c'est-à-dire dans l'appareil génital et le bas-ventre, ce qui réalise la *métro-péritonite puerpérale*, ainsi nommée étroitement et misérablement par l'école de Bichat, ou bien ils se portent sur un organe vers lequel une cause antécédente locale plus énergique les attire, et ce sera, par exemple, le cerveau.

Et, comme de raison, ces précipitations de la matière laiteuse devenue matière morbifique se produiront d'autant plus facilement que ladite matière n'aura pas son écoulement physiologique, c'est-à-dire que la femme ne nourrira pas.

Gastelier et beaucoup d'autres appelaient alors l'acte morbide une maladie *laiteuse*. Avaient-ils tort? Il y faut revenir et l'on y reviendra.

Il existe donc une *diathèse laiteuse*, qui éclate ou peut éclater en manifestations plus ou moins redoutables, rapprochées ou lointaines, surtout lorsque la femme ne nourrit pas.

Je considère donc, mon cher ami, que, chez madame X..., qui avait accouché quinze jours auparavant et qui n'avait point nourri, les matériaux du lait étaient accumulés dans le sang (*diathèse laiteuse*), et que, à l'occasion d'une circonstance indéterminée, peut-être un excès d'alimentation, suivi de refroidissement (on était en mars), ou par l'effet d'une cause antécédente locale, héréditaire ou acquise, la matière physiologique, devenue morbifique, se fixa sur les nerfs de l'estomac (névralgie gastrique), puis sur les nerfs de la cinquième paire (névralgie crânienne), sous cette forme de l'hypérémie de vous si bien connue, la congestion.

Dans l'institution du traitement, l'élément capital, le fait holopathique, fut, suivant l'habitude, complétement négligé. Rien de plus simple, puisque c'est la topo-iâtrie qui règne et gouverne. On voit les organes souffrants, on entend leurs cris, pour parler la langue si puissamment imagée de Broussais, et l'on ne se demande pas pourquoi ils souffrent et pourquoi ils crient. Il existe une névralgie, gastrique ou autre : tout est dit; nous n'avons que faire de rechercher sa provenance et sa nature; nous n'avons que faire d'interroger l'organisme, et de savoir s'il est en possession d'un état général dont la névralgie n'est que la manifestation; allons au plus pressé; il y a douleur, calmons la douleur; n'avons-nous pas les vésicatoires, la morphine, l'atropine, et au besoin même l'acide hydrocyanique? On donne, à la vérité, quelques doux laxatifs; mais ce n'est pas en vue de la diathèse laiteuse, c'est en raison de l'ictère.

Les sédatifs locaux n'y peuvent rien, et il en faut venir à une médication générale, l'hydrothérapie, qui, d'abord mal employée, est nuisible, et qui ensuite, par vous formulée et méthodiquement appliquée, procure le plus heureux résultat.

Mais vous me permettrez de faire une distinction entre les effets successifs de votre médication. Pour cela, il me faut commencer par décomposer l'expression morbide. Elle consistait en une névralgie crânienne continue, et en deux redoublements ou accès, qui avaient lieu tous les jours, à midi et à six heures du soir.

Vous avez, dès le premier jour, avec un merveilleux succès, supprimé les redoublements, au moyen d'une douche antipériodique, administrée une demi-heure avant le moment de leur retour. (Je remarque, toutefois, qu'après la suppression des accès du jour, les douleurs augmentèrent d'intensité pendant la nuit.)

En cela, vous avez agi comme vous l'avez fait tant de fois, aussi efficacement, dans les fièvres intermittentes. Je touche à dessein à l'un de vos plus beaux titres, à un signalé service que vous avez rendu : nul ne le reconnaîtra jamais et ne le proclamera plus volontiers et plus haut que moi.

Mais revenons à votre observation. Vous avez donc, avec deux douches, jugulé les redoublements.

C'était quelque chose et même beaucoup. Mais la névralgie continue persistait. Or, c'était la maladie.

Comment en avez-vous triomphé?

Par l'hydrothérapie simple? Non. Il vous a fallu, à un moment donné, recourir à la sudation, c'est-à-dire à l'exphorèse C'est ce que je tiens à constater. Il y avait pléthore, pléthore des matériaux du lait : il y fallait une spoliation. C'était clair théoriquement, et c'est encore bien plus clair par le résultat pratique. Pourquoi madame X... a-t-elle été « soumise à la sudation en étuve sèche? » Évidemment parce que l'influence puissante et toute spéciale sur les deux grandes fonctions générales de l'économie, la circulation capillaire et l'innervation, n'avait point suffi. C'est qu'effectivement la thérapeutique ne se réduit pas à l'excitation de ces deux fonctions, si générales qu'elles soient.

Vous pensez, mon cher ami, que « si madame X... avait été soumise à l'hydrothérapie méthodique dès le début de la maladie, elle eût été très-probablement guérie en quelques jours. » Cela n'est pas aussi probable à mes yeux, à moins que l'on n'eût commencé par où vous avez fini, c'est-à-dire par la sudation.

Quant à moi, si j'avais été consulté dès le début de la névralgie gastrique, j'aurais prescrit une application de sangsues *loco dolenti*, comme faisait Lisfranc, et avec succès, dans la sciatique. J'aurais agi, par là, dans le sens de la *nature locale* de l'expression morbide (congestion), et dans le sens de sa *nature générale* (pléthore ou diathèse laiteuse). J'aurais cherché ensuite à provoquer la spoliation diaphorétique par la poudre de Dower ou par l'esprit de Mindererus associé à l'opium, en même temps que j'aurais fait envelopper les pieds et les jambes d'ouate et de taffetas ciré pour ajouter à la transpiration générale une sueur partielle abondante. Si les sueurs n'avaient pas réalisé l'exphorèse voulue, j'aurais donné, tous les matins, pendant huit jours, un ou deux verres d'eau de Fredrichshall ou de Birmenstorf. Cela fait, je me serais appliqué à provoquer le retour du flux catamménial; car enfin, s'il n'y a plus de remèdes galactophores depuis Cullen, il y a toujours des emménagogues, je suppose; et, à cet égard, je dois vous avouer mon étonnement de voir qu'il n'est pas plus question de règles, chez votre malade, que s'il s'agissait d'une femme de soixante-dix ans. Et l'accouchement datait de huit mois! Vous dites bien que, le 10 novembre, la guérison étant complète depuis trois semaines, *toutes les fonctions s'accomplissaient parfaitement.* Mais je trouve cela peu explicite, quand il s'agit d'un phénomène aussi important que le *retour de couches*, en de telles circonstances. Si je devais supposer qu'au départ de Plessis-Lalande les règles ne s'étaient pas rétablies, je craindrais que la guérison ne fût pas durable.

Je n'ai pas osé vous le dire encore; mais, au moment de finir cette partie de ma lettre, je me risque, et je vous déclare que, dans un cas comme celui de madame X..., au commencement, bien entendu, dans l'impossibilité de rétablir la sécrétion du lait, j'appliquerais un sinapisme sur les deux seins, suivant la grande loi *quo vergit*, afin de porter l'action là où elle devrait naturellement s'exercer. Ne réclamez pas pour les mamelons; le collodion y pourvoirait.

MARCHAL (DE CALVI).

Mon cher Marchal,

Vous avez compris que ce n'est pas sans une intention déterminée que, parmi les observations que renferment mes cartons, j'ai choisi celle à laquelle vous avez ouvert les colonnes de la *Tribune*.

Cette intention, je l'ai d'ailleurs clairement indiquée en vous disant: « Verrez-vous dans cette névralgie une « maladie locale ou bien une holopathie? Quel rôle faut-il « attribuer ici à la puerpéralité? »

Mon intention était de vous amener, sinon sur le terrain de la nouvelle synthèse, de la nouvelle doctrine médicale, du moins sur celui de l'holopathologisme et du positivisme, afin de constater, d'une manière précise, dans un cas particulier, jusqu'à quel point nos appréciations pathogéniques, pathologiques et thérapeutiques « *sont divergentes ou convergentes.* »

Vous avez, conformément à mes désirs et à mes prévisions, enrichi mon observation des brillants commentaires que j'attendais de votre « *impatience holopathique* », et la discussion dont ils vont devenir l'objet dissipera, je l'espère, les malentendus qui nous séparent, nous que devrait unir une parfaite conformité d'opinions et de vues.

Vous croyez donc que la névralgie de madame X... a été une *maladie laiteuse*, et, avant de justifier cette opinion par des considérations que nous discuterons bientôt, vous prenez vos précautions et vous dites :

« S'il faut absolument que l'on constate, au micros-
« cope ou par l'analyse chimique, la présence des maté-
« riaux du lait dans les nerfs affectés, brisons là, je n'ai
« plus rien à dire. »

Ceci, mon bon ami, est bel et bien une pierre jetée dans le jardin de mon positivisme ; soit, je l'accepte, et je la ramasse avec plaisir, car elle va me servir à vous démontrer que vous êtes aussi *positiviste* que moi.

Avouez, tout d'abord, mon ami, que si, ayant été appelé à donner vos soins à madame X..., le microscope ou l'analyse chimique vous avait fait découvrir les *matériaux du lait dans les nerfs affectés*, vous en seriez aussi fier qu'heureux, et que vous vous empresseriez d'annoncer le fait aux lecteurs de votre *Tribune*.

Pourquoi éprouveriez-vous ces très-légitimes sentiments ? Parce que vous auriez la conscience d'avoir fait une belle découverte, et d'avoir donné *à l'hypothèse des maladies laiteuses* la consécration de la DÉMONSTRATION.

Vous voyez donc que vous avez pour la démonstration, c'est dire pour le positivisme, le même amour et la même estime que moi.

Serait-ce à dire que, confondant le positivisme avec le matérialisme, vous professez qu'en fait de *phénomènes matériels* il est d'autres *démonstrations* que les *démonstrations matérielles ?*

Serait-ce qu'en vous appuyant sur la raison, l'induction, la déduction, la logique, etc., vous croyez avoir DÉMONTRÉ la nature laiteuse de la névralgie de madame X..., ou, si vous le préférez, l'existence des *maladies laiteuses ?*

Je ne vous ferai pas l'injure de le penser, et nous verrons, en effet, tout à l'heure, que si vous émettez une hypothèse possible, probable même, si vous le voulez, vous êtes encore loin du *fait démontré.*

Hypothèse possible, probable! Ma qualité de positiviste ne m'empêche donc pas d'admettre, d'accueillir, de discuter, non-seulement les hypothèses probables, mais encore les hypothèses possibles.

Vous voyez donc qu'à moins d'être animiste, supernaturiste ou fantaisiste, il faut être positiviste, c'est-à-dire homme de science, n'acceptant comme démontré que ce qui l'est, et enregistrant les hypothèses *possibles, naturelles*, pour les soumettre à toutes les opérations matérielles et *intellectuelles* capables de conduire à la *démonstration.*

Et maintenant revenons à madame X...

L'hypothèse des *maladies laiteuses* n'est pas nouvelle, mon cher ami, et vous connaissez mieux que moi, en votre qualité d'holopathologiste, tout ce qu'ont dit à ce sujet des auteurs recommandables, aux doctrines desquels il n'a manqué qu'un petit bout de *démonstration.*

Etes-vous plus heureux que vos devanciers? Examinons.

Madame X... accouche, elle ne nourrit pas son enfant, et quinze jours après l'accouchement, elle est prise, tout à coup, d'une névralgie.

Post hoc ergo propter hoc : cette névralgie est une maladie laiteuse.

Non ; vous êtes un esprit trop juste, trop exact, trop *positif*, pour vous contenter de ce *raisonnement*, et c'est en vous appuyant sur certains faits physiologiques et parfaitement *démontrés*, que vous vous efforcez d'établir, par induction, la nature laiteuse de la maladie. Vous dites :

« Chez la femme qui vient d'accoucher le sang con-
« tient les *éléments* du lait, et ces éléments y restent,
« parce que la femme ne nourrit pas et parce qu'on ne
« fait rien ou qu'on ne fait pas assez pour la débar-
« rasser de ce *caput mortuum* de sa nutrition propre ;
« ils passent à l'état de *matière morbifique*, et, soit par
« eux-mêmes, soit comme coefficient d'une matière

« morbifique diathésique préexistante, la diathèse her-
« pétique par exemple, ils donnent lieu à des accidents
« variés, immédiats ou tardifs. »

Il est incontestable que le sang contient, non-seulement les *éléments* du lait, mais encore les éléments de toutes les sécrétions; mais ces *éléments* sont des éléments physiologiques et généraux de l'organisme, et ce n'est que dans le tissu des glandes que se forment les liquides sécrétés et excrétés.

Ces *éléments* ne sont pas des *matières morbifiques;* les *liquides sécrétés* seuls peuvent, très-probablement, jouer ce rôle dans l'économie, ainsi qu'on le voit pour l'urine, la bile, etc.

Ce n'est pas tout: *tous* les liquides sécrétés peuvent-ils devenir *matières morbifiques?* Je n'en sais rien, et je ne crois pas vous faire injure en ajoutant: vous non plus.

Il existe, d'ailleurs, des liens très-étroits entre certaines excrétions et les sécrétions correspondantes, celles-ci devenant plus ou moins abondantes ou même se supprimant, suivant que les excrétions sont plus ou moins fréquentes ou nulles.

Le lait, après s'être formé spontanément dans la glande mammaire sous l'influence de l'état puerpéral, n'est plus sécrété, après l'accouchement, que sous l'influence de l'excitation physique produite par la succion.

Chez la mère qui nourrit son enfant, la sécrétion lactée s'arrête spontanément, sans peine et sans danger, au bout de quelques mois; chez la nourrice mercenaire, elle se prolonge pendant plusieurs années, lorsqu'elle est entretenue par d'incessantes manœuvres de succion.

Que se passe-t-il chez la femme qui ne nourrit pas? Voici ce que nous apprend l'observation:

Dans le plus grand nombre des cas, la femme ne fait rien ou presque rien, et ne s'en porte pas plus mal.

D'autres fois, on comprime légèrement les seins, l'on diminue l'alimentation, l'on prescrit un purgatif, et tout va bien.

Parfois, enfin, que l'on ne fasse rien, que l'on fasse trop ou trop peu, il survient des phlegmasies mammaires, des engorgements, des abcès du sein, etc. Mais en fait d'*holopathies laiteuses bien démontrées*, je n'en connais guère, et je crois, encore une fois, pouvoir ajouter, toujours sans vous faire injure : et vous pas davantage ; or, là est toute la question, ainsi que vous le reconnaissez vous-même en disant :

« Il s'agit de savoir si le défaut d'allaitement, si la ré-
« tention des matériaux du lait dans le sang maternel,
« crée ou ne crée pas une holopathie particulière, et
« n'est pas, pour la mère, la source d'un foule de mani-
« festations ressortissant à cette holopathie. »

La question ainsi posée, vous vous prononcez pour l'affirmative, et vous faites intervenir les considérations suivantes :

« La lactation est un fait puerpéral.... Or, est-il vrai
« que le sang est profondément modifié chez la femme
« au moment de la parturition et même déjà depuis
« longtemps ? Est-il vrai qu'il offre alors une composition
« insolite et contradictoire : pléthore d'eau, pléthore
« fibrineuse et diminution des globules ? »

Tout ceci est parfaitement vrai, mon cher ami, et permettez-moi de vous dire, en passant, que c'est grâce au microscope et à l'analyse chimique que vous en êtes si parfaitement sûr. Tout ceci est donc vrai, mais qu'est-ce que cela prouve quant aux maladies laiteuses ? Rien, absolument rien.

Oui, je vous le concède : l'état puerpéral se continue pendant l'allaitement ; oui, la nourrice, comme la femme grosse, a le sang modifié dans sa composition chimique, et cette modification constitue pour toutes deux une maladie — la chloro-anémie — une prédisposition à contracter certaines maladies, et un état organique qui exerce une influence considérable sur la marche, les terminaisons et les complications des maladies intercurrentes ; mais cela prouve-t-il que les matériaux du lait deviennent, chez la femme qui ne nourrit pas, une matière morbifique ? Et ceci même étant démontré, cela ne prouverait pas encore que la névralgie de madame X... ait été le résultat de l'accumulation de ces matériaux.

La clinique est-elle plus *démonstrative?* Voyons.

Vous me dites : « Comment avez-vous triomphé de la « maladie de madame X... ? Par l'hydrothérapie simple? « Non. Il vous a fallu, à un moment donné, recourir à « la sudation, c'est-à-dire à l'exphorèse. »

Oui, je vous comprends : l'exphorèse, qui a produit l'élimination de la *matière peccante*, de la matière morbifique constituée par les matériaux du lait.

C'est bien ça, n'est-ce pas? Mais voici quelques objections, mon cher ami : je n'ai employé ici le calorique qu'à titre d'agent excitant *révulsif*, et nullement à titre d'agent *spoliatif;* je l'ai employé de la même manière et avec le même succès que dans une foule de *topopathies* incontestables, topopathies qui ne peuvent donner la moindre prise à votre holopathologisme.

Madame X..., d'ailleurs, a encore éprouvé des douleurs après l'emploi de l'étuve sèche, et la guérison n'a été rendue complète et définitive que par l'usage prolongé des douches froides.

Vous voyez donc bien que le *résultat pratique* ne DÉMONTRE PAS que la névralgie de madame X... ait été une *maladie laiteuse.*

Savez-vous ce qui aurait été un commencement de démonstration? *C'est si le microscope et l'analyse chimique vous avaient montré dans la sueur obtenue la présence des matériaux du lait.*

Et combien vous seriez heureux et fier si vous aviez pu fournir cette démonstration! Et combien même, par amour pour la science, pour l'holopathologisme et pour moi, vous seriez satisfait si j'avais pu, si je pouvais vous la fournir!

Eh bien! je n'ai examiné la sueur de madame X.. ni par le microscope ni par les réactifs, mais je crois pouvoir affirmer que cet examen n'eût donné que des résultats négatifs, et cela parce que jamais ni moi ni plusieurs autres observateurs nous n'avons pu trouver la moindre matière morbifique dans la sueur de sujets atteints de goutte, de syphilis, etc., c'est-à-dire de maladies qui n'en sont pas moins, pour moi comme pour tout le monde, d'évidentes holopathies.

Vous voyez donc bien que, si je suis aussi raisonneur et aussi raisonnable que vous, vous êtes aussi positiviste que moi, et que vous devez l'être, ne fût-ce que par amour et dans l'intérêt de l'holopathologisme.

Mais si le *résultat pratique* ne démontre pas la nature laiteuse de la maladie, ne nous fournit-il pas d'autres enseignements? Voilà ce qui me reste à examiner, et ici, mon cher ami, je m'étonne de rencontrer entre nous une dissidence qu'un peu de logique va, je l'espère, faire disparaître.

J'ai dit : « Si madame X... avait été soumise à l'hy- « drothérapie méthodique dès le début de la maladie, « elle eût été très-probablement guérie en quelques « jours. » Vous me répondez : « Cela n'est pas aussi « probable, à mes yeux, à moins que l'on n'eût commencé « par où vous avez fini, c'est-à-dire par la sudation. »

Mais, mon cher ami, je vous affirme avoir guéri plus de cinquante fois, en quelques jours, *par l'emploi exclusif des douches froides*, des névralgies récentes, aussi holopathiques que celle de madame X..., et avoir fait disparaître, par l'emploi des sudations, des névralgies parfaitement topopathiques, et j'ajoute que la sudation est comprise dans l'*hydrothérapie méthodique.*

Vous n'êtes donc pas autorisé à considérer comme peu probable une guérison qui aurait été due à l'usage exclusif des douches froides, et je suis parfaitement autorisé, par une longue expérience, à la considérer comme à peu près certaine; mais là n'est point la question.

Vous me concédez que la guérison aurait pu être obtenue en quelques jours par *l'emploi combiné des douches froides et de la sudation*; pourquoi donc, dès lors, au lieu de prescrire, tout simplement, quelques séances *d'hydrothérapie méthodique*, auriez-vous eu recours aux sangsues, à la poudre de Dower ou à l'esprit de Mindererus associé à l'opium, à l'enveloppement des pieds et des jambes avec de la ouate et du taffetas ciré, à l'administration pendant huit jours, tous les matins, de un ou deux verres d'eau de Friedrichshall ou de Birmenstorf, aux emménagogues, aux sinapismes appliqués sur les seins ? En vérité je vous le dis : le seul *résultat pratique* d'une semblable thérapeutique eût été de tourmenter fort et longtemps la malade, et de faire gagner beaucoup d'argent au pharmacien. Cette dernière considération est sans doute de grande valeur, mais, *à mes yeux*, elle ne rend la guérison ni plus probable, ni moins chèrement acquise, au cas où elle eût été obtenue. D'où je me crois en droit de répéter : Pourquoi ne pas commencer par où l'on finit, et par où, vous-même, vous auriez probablement fini?

Un dernier mot. Si je n'ai point parlé du retour des règles et si je me suis contenté de dire : « Toutes les « fonctions s'accomplissent parfaitement, » c'est que les règles avaient reparu environ un mois après l'accouchement, et que la menstruation n'avait pas cessé d'être régulière ; circonstance qui, vous devez le reconnaître, ne milite pas en faveur de la nature laiteuse de la névralgie de madame X..., dont la guérison ne s'est pas démentie à l'heure qu'il est. (20 février 1868.)

L. FLEURY.

DE L'HYDROTHÉRAPIE POSITIVE

Les adversaires actuels de l'hydrothérapie scientifique peuvent être partagés en deux classes.

Les uns, — et ils sont en plus grand nombre qu'on pourrait le supposer, — ne connaissent rien des recherches, des travaux, des publications, des faits dont la science s'est enrichie depuis vingt ans ;

ils en sont encore à Priessnitz et à Græffenberg; pour eux, l'hydrothérapie est toujours un système empirique en désaccord avec toutes les données de la physiologie et de la pathologie; une médication absurde et dangereuse; un *va-tout* dans lequel l'on risque à peu près certainement sa vie, pour courir après une guérison impossible ou fort peu probable.

A ces opposants, consciencieux mais ignorants, l'on ne peut que dire : « Instruisez-vous, — à moins que ce soit de parti pris que vous vouliez rester en dehors de l'une des plus précieuses conquêtes de la médecine contemporaine. »

Les autres, — et ceux-ci sont plutôt des ennemis que des adversaires, — connaissent parfaitement la puissance, l'innocuité et l'efficacité de l'hydrothérapie rationnelle, méthodique, scientifique; mais ils la combattent pour satisfaire à des incitations de la vanité, de la jalousie, de l'envie, de l'intérêt personnel, et ils présentent deux sous-genres.

Il en est qui, étrangers à la pratique de l'hydrothérapie, s'efforcent, sous toutes sortes de prétextes, de restreindre le plus possible les applications de la médication, en invoquant les intérêts et la sécurité de leurs malades.

Il en est qui, hydropathes eux-mêmes, ne combattent l'hydrothérapie *scientifique* que pour prouver qu'ils en ont inventé une meilleure.

Il est utile, il est nécessaire de réfuter les uns et les autres; non que, le plus ordinairement, ils en vaillent la peine par eux-mêmes, mais parce que toute *erreur* se propage plus vite et plus facilement que la vérité.

C'est à ce dernier point de vue que nous croyons

devoir reproduire ici un article qui a été publié dans le *Mouvement médical*. Le voici :

Un jeune médecin fort distingué, qui doit à la primitive École de Bellevue la vie d'abord, ensuite son éducation, sa notoriété et, par conséquent, sa carrière, hydrothérapiques; qui a pu constater, par lui-même, les efforts, aussi consciencieux qu'énergiques et désintéressés, qu'a dû déployer cette École pour vaincre toutes les difficultés, tous les obstacles que suscitaient à son œuvre créatrice l'ignorance, le parti pris, le préjugé et toutes sortes de mauvaises passions; qui a connu le libéralisme et la libéralité avec lesquels cette Ecole pratiquait la science et la profession, ce jeune médecin n'a pas craint d'écrire dans la *Revue médicale*, il y a dix-huit mois, les lignes suivantes :

« L'hydrothérapie, selon moi, a baissé dans la confiance des médecins, *parce qu'elle n'a pas su encore* se constituer en *méthode* POSITIVE. Une méthode thérapeutique positive doit reposer *sur la base des indications et contre-indications*.

« Or, c'est là que le futur édifice hydrothérapique attend *sa pierre angulaire*.

« Parcourez les publications anciennes ou récentes de l'hydrothérapie ; dans aucune vous ne trouvez de statistique sérieuse. Partout vous lirez des observations plus ou moins intéressantes, plus ou moins complètes, plus ou moins habilement choisies pour faire valoir les incontestables bienfaits de la méthode. Toujours des succès, jamais de revers.

« En un mot, le bilan de l'hydrothérapie n'est pas fait.

« L'hydrothérapie a un actif très-riche ; je suis heureux de le proclamer ; mais, est-ce que, par hasard, son passif se réduirait à zéro ? Comme toutes les méthodes thérapeutiques, elle a ses succès et ses revers ; d'où ses indications et ses contre-indications. Seulement les médecins qui les cherchent dans les ouvrages ne les y trouvent pas; ils sont éblouis, ils ne sont pas éclairés. De là leur défiance légitime.

« Ce qu'ils voudraient avoir, d'après des données positives, comme m'ont fait l'honneur de me le dire plusieurs médecins des plus honorables, c'est une réponse sévère aux questions suivantes :

« 1° Quelles sont les maladies auxquelles l'hydrothérapie est applicable et quelles sont celles auxquelles elle ne l'est pas?

« 2° Une maladie étant donnée à laquelle l'hydrothérapie est applicable, dans combien de cas cette médication guérit-elle, dans combien de cas échoue-t-elle ?

« 3° Quelle est, dans chaque maladie, justiciable de l'hydrothérapie, l'efficacité de cette médication, comparée à l'efficacité des autres méthodes de traitement ?

« Tant que ce programme n'aura pas été rempli ; *tant que des statistiques exactes et rigoureuses*, basées sur un nombre suffisant d'observations bien prises, bien comptées et bien pesées, n'auront pas donné à ces questions des solutions précises et satisfaisantes, *l'hydrothérapie flottera, comme par le passé, à l'aventure et sans boussole*, entre l'engouement irréfléchi et le dédain immérité, suivant les caprices de la mode.

« Il appartient à un directeur d'établissement hydrothérapique *assez riche pour n'avoir pas à faire fortune, et assez désintéressé pour accorder le pas à la science sur l'industrie*, de donner satisfaction à ces *desiderata* de la méthode hydrothérapique.

« J'ai offert de grand cœur le concours de mes aptitudes, pour les travaux du cabinet et pour les épreuves de la pratique, au directeur actuel du nouvel établissement hydrothérapique de Bellevue, qui m'a paru vouloir rendre ce service à la science et à l'humanité, et que tente la gloire de fonder, après l'hydrothérapie rationnelle de M. Fleury, *l'hydrothérapie positive qui est encore à faire.* »

Ce passage, que nous voulons croire avoir été écrit avec trop de précipitation, est de nature à donner matière à des observations de plusieurs sortes.

Quoi donc, pourrions-nous dire tout d'abord, l'hydrothérapie scientifique, méthodique, appliquée par un médecin instruit et expérimenté, a-t-elle donc baissé, depuis sept ans, dans la confiance des médecins? Nous ne le pensons pas, et nous croyons, au contraire, qu'elle a singulièrement haussé dans leur estime, par la comparaison avec l'hydrothérapie irrationnelle dont s'est emparée *l'industrie!*

A qui donc, pourrions-nous ajouter, voulez-vous faire croire que l'hydrothérapie rationnelle, scientifique, méthodique, telle qu'elle a été créée par M. Fleury, n'est pas aussi POSITIVE qu'une méthode thérapeutique peut l'être?

Lorsque toutes les *indications* sont nettement établies, les *contre-indications* ne sont-elles pas établies du même coup?

Lorsque l'on voit l'eau froide guérir des maladies qui ont résisté à un grand nombre de médications parfaitement indiquées, l'efficacité relative de l'hydrothérapie n'est-elle pas démontrée?

Mais abondance de biens ne nuit pas; le champ de l'observation est vaste, et M. Fleury n'a jamais prétendu l'avoir exploré tout entier, car, le 18 novembre 1863, il disait dans l'amphithéâtre de l'hôpital militaire de Bruxelles :

« L'hydrothérapie est une grande force, Messieurs; « apprenez à la bien diriger, et à la faire servir à la con- « servation de la santé, à la prolongation de la vie, « l'anéantissement de la maladie, ou du moins au so-

« lagement des souffrances; demandez-lui beaucoup;
« elle vous donnera plus encore : elle vous donnera la
« régénération physique, intellectuelle et morale de nos
« races abâtardies et cacochymes; elle fera revivre, sous
« une forme compatible avec nos mœurs, nos habitudes,
« nos affaires, les pratiques hygiéniques, balnéatoires,
« gymnastiques, auxquelles nos ancêtres ont dû leur
« force physique et leur énergie morale.

« Le domaine de l'hydrothérapie hygiénique et médicale
« est vaste; je n'en ai parcouru que la moindre partie
« à vous de l'explorer et de le féconder; ne craignez pas
« de vous y engager; le succès couronnera vos efforts,
« car vous y marcherez au flambeau de la physiologie,
« de l'observation, de l'expérimentation rationnelle, en
« dehors des stériles discussions des théories hypothéti-
« ques. »

Donc, lorsque nous avons appris que la nouvelle École de Bellevue, celle qui a pour chef *un homme assez riche pour n'avoir pas besoin de faire fortune et assez désintéressé pour accorder le pas à la science sur l'industrie*, que cette nouvelle École venait de poser *la pierre angulaire de l'hydrothérapie* POSITIVE en accomplissant *ce que n'avait pas su faire* son aînée, — qu'elle venait donner à l'hydrothérapie sa *boussole*, — en publiant, enfin! une œuvre magistrale ayant pour titre : DES INDICATIONS ET DES CONTRE-INDICATIONS EN HYDROTHÉRAPIE, — nous avons ressenti une grande curiosité et une grande joie.

Nous nous sommes empressé d'acheter ce *bilan de l'hydrothérapie* POSITIVE, et nous avons éprouvé une première déception, en voyant qu'il est signé, non de M. le docteur Tartivel, mais du *Directeur riche et désintéressé*, dont la compétence hydrothérapique est moins connue que la richesse.

Toutefois, nous sommes-nous dit, puisque M. Tartivel a été heureux d'offrir à ce Directeur *le concours de ses aptitudes pour les travaux du cabinet et pour les épreuves de la pratique*, c'est qu'il a constaté que ce Directeur est pourvu non-seulement de *fortune et de désintéressement*, mais encore de toutes les qualités qui font les médecins de talent. Consolons-nous donc, et lisons l'œuvre de M. le docteur Leroy-Dupré :

Voici comment débute le Directeur riche et désintéressé :

« En lisant la plupart des ouvrages qui traitent de « l'hydrothérapie, on est surpris de la multiplicité des « succès qu'ils mentionnent. Les guérisons affluent, les « mécomptes sont rares, les accidents inconnus. Le cha- « pitre des contre-indications manque, ou est à peine « indiqué. De là, cette croyance que le traitement par « l'eau froide guérit les malades sans leur faire courir « le moindre risque. C'est une erreur. »

Serait-ce donc qu'entre les mains de M. Leroy-Dupré les guérisons sont rares, les mécomptes affluents et les accidents trop connus? S'il en est ainsi, et que M. Leroy-Dupré ait la loyauté de le proclamer, nous le plaindrons en le louant, ou nous le louerons en le plaignant, mais nous rassurerons sa conscience, en lui affirmant que pour l'hydrothérapie rationnelle, méthodique, scientifique, pratiquée par un médecin instruit et expérimenté, prenant pour base le diagnostic et les indications, les *guérisons affluent, en effet, les mécomptes sont rares, et* LES ACCIDENTS ABSOLUMENT INCONNUS.

Les guérisons affluent, — parce que ce médecin ne fait intervenir l'hydrothérapie que si cette médication lui présente des chances de succès.

Les mécomptes sont rares, — précisément parce que ce médecin s'abstient, lorsque l'hydrothérapie lui paraît devoir rester impuissante. — Et cependant, que de guérisons *inespérées* ont été obtenues par l'hydrothérapie scientifique!

Les accidents sont absolument inconnus, — parce que ce médecin n'est pas un hydropathe empirique et ignorant, mais un praticien instruit, expérimenté et prudent.

Si *le chapitre des contre-indications est à peine indiqué*, c'est par une excellente raison, à savoir : *qu'il n'existe pas de contre-indication absolue* pour l'hydrothérapie qui, au lieu d'être une formule empirique et systématique, est une médication comprenant une foule de modificateurs différents, depuis la douche la plus énergique jusqu'à l'ablution la plus innocente, lesquels peuvent encore être modifiés dans toutes leurs conditions d'application.

Pour l'hydrothérapie scientifique, il n'existe que des *contre-indications relatives*, se rattachant aux dispositions organiques et fonctionnelles du sujet et à la maladie considérée dans ses manifestations morbides, sa marche, ses complications, etc. Ce n'est donc qu'en étudiant et en déterminant les *indications*, que l'on peut établir les *contre-indications*, et voilà précisément ce qui a été fait. Nous apprécierons, d'ailleurs, le service éminent que M. Leroy-Dupré a rendu *à la science et à l'humanité* en consacrant un chapitre aux *contre-indications de l'hydrothérapie!*

L'on a parfaitement raison de croire que l'hydrothérapie scientifique peut TOUJOURS être appliquée *sans faire courir le moindre risque au malade*, et l'ERREUR, trop générale encore, qu'il importe de combattre, c'est que l'hydrothérapie scientifique *bien appliquée* puisse avoir le moindre danger, le plus petit inconvénient. Inefficacité, oui ; nocuité, JAMAIS !

M. Leroy-Dupré ne nous donne-t-il pas raison lorsqu'il dit :

« L'hydrothérapie réussit souvent, mais il est bon de « savoir qu'elle échoue souvent aussi, et que, MAL APPLI- « QUÉE, elle peut causer de graves accidents ? »

M. Leroy-Dupré ajoute malicieusement et naïvement tout à la fois :

« C'est un point de ressemblance qu'elle a, soit dit « en passant, avec le traitement par les eaux miné- « rales. »

Le sagace hydropathe voudrait-il nous dire quelle est la médication, quel est le médicament, quel est le modificateur qui, MAL APPLIQUÉ, ne peut pas produire de ces accidents plus ou moins graves ?

Après ce brillant préambule, M. Leroy-Dupré aborde son sujet de la manière suivante :

« Nous ne parlerons *que* des maladies chroniques, *et* « *même d'une façon assez restreinte;* une étude com- « plète sur un pareil sujet exigeant une série d'articles « hors de proportion avec le cadre que nous nous « sommes imposé. »

Si M. Leroy-Dupré ne voulant parler *que* des maladies chroniques n'en parle pas ou n'en parle *que d'une façon assez restreinte*, de quoi parle-t-il donc, et pourquoi *s'est-il imposé* un cadre aussi exigu ? C'eût été le cas de dire : *Silentium facundius verbis !*

Mais il ne faut point prendre à la lettre les déclarations de notre auteur, car après avoir annoncé *qu'il ne parlera que des maladies chroniques*, M. Leroy-Dupré

Parle, d'abord, de l'hydrothérapie employée comme moyen prophylactique, ou méthode préventive, afin de fortifier la constitution et de combattre les prédispositions morbides héréditaires.

Il parle, ensuite, des maladies principales qui réclament l'emploi de cette médication.

Et il parle, enfin, des maladies dans le traitement desquelles l'hydrothérapie est inutile ou nuisible.

Suivons-le dans sa trilogie ; notre tâche ne sera ni longue ni difficile.

Prophylaxie. — Les enfants — voire les adultes — chétifs, *chloro-anémiques*, *névropathiques*, épuisés par l'influence d'une mauvaise hygiène, se trouveront bien du traitement hydrothérapique.

Mais la *chloro-anémie* et les *névropathies* sont *des maladies ;* il ne s'agit donc pas ici de *prophylaxie*, mais bien de *thérapeutique*. Il y a erreur de lieu ! A la vérité, M. Leroy-Dupré reconnaît plus loin que les sujets lymphatiques, languissants par épuisement nerveux, se trouvent également bien du traitement, lequel peut prévenir le développement ultérieur de la scrofule et de la phthisie pulmonaire. M. Leroy-Dupré ajoute que « par une suite « d'applications hydrothérapiques *bien faites*, l'on « peut développer singulièrement le réseau capil- « laire sanguin chez un enfant lymphatique, et « même scrofuleux, et créer pour ainsi dire un « tempérament sanguin artificiel, — *vérité procla-* « *mée par Bégin il y a plus de vingt ans.* »

Bégin, soit; mais M. Leroy ne connaîtrait-il pas un autre médecin qui, par ses recherches sur les tempéraments et par ses études sur les actions physiologiques de l'eau froide, a surtout mis en lumière la valeur prophylactique de l'hydrothérapie, et sa puissance pour développer sinon un tempérament sanguin *artificiel*, du moins un tempérament sanguin *acquis ?*

Pour obtenir ces bons résultats, il faut, comme on l'a vu, que les applications hydrothérapiques soient *bien faites;* or, voici, selon M. Leroy-Dupré, la règle fondamentale sur laquelle doit s'appuyer le médecin :

« Il est indispensable de mesurer la médication à la « force réactionnelle des sujets. La durée de la douche « doit être proportionnelle à la force de réaction. »

Est-ce aussi M. Bégin qui a proclamé cette loi, ou est-ce M. Dupré qui l'a découverte?

M. Leroy-Dupré sait-il le nom que portent les écrivains qui dogmatisent ainsi en se parant des plumes d'autrui, et dans des termes tels, que le lecteur est naturellement porté à leur attribuer ce qui ne leur appartient pas?

Pour *tâter la force réactionnelle*, ou pour préparer au *véritable traitement* les sujets très-impressionnables, il est souvent nécessaire, toujours selon M. Leroy-Dupré, de commencer par un *traitement préparatoire* au moyen d'eau à 24, 22, 18 degrés.

Mais M. Fleury a montré, depuis quinze ans, que ces *applications préparatoires au véritable traitement* sont fort mauvaises, et qu'elles vont directement contre le but que l'on veut atteindre, puisqu'au lieu de développer la puissance de réaction, elles tendent à l'affaiblir. Ce n'est point la température de l'eau qu'il faut faire varier ; c'est la forme et la durée de l'application froide.

M. Leroy-Dupré en conviendrait facilement si on le pressait un peu, car voici ce qu'il dit, sans y être contraint par qui que ce soit :

« Nous disons que cette manière d'agir n'est qu'un « traitement préparatoire. En effet, dans la généralité « des cas, on a en vue la réaction, et cette réaction est « faible avec de l'eau à 16 ou 18 degrés. »

Qu'est-ce donc avec de l'eau à 22 ou 24 degrés ! Tout le reste de ce premier chapitre n'est qu'un tissu de banalités ou une compilation déguisée.

Maladies qui réclament l'emploi de l'hydrothérapie. — Les *névroses*, y compris les paralysies résultant d'une lésion organique (SIC), la *névropathie générale* de Cerise ou *nervosisme* de Bouchut ; les *rhumatismes*, les *irritations* (*sic*), les *congestions*, résultant, d'après M. Andral, de la diminution de tonicité des vaisseaux capillaires, et souvent liées à l'anémie et surtout à des troubles du système nerveux.

M. Andral, soit encore ; mais d'un certain travail sur les congestions chroniques, mais des nerfs vaso-moteurs de Schiff et de Claude Bernard, mais des travaux de Marey, de Cahen, etc., etc., pas un mot. A la verité... Mais ici il faut citer textuellement :

« Un des plus beaux succès venant à l'appui de ce que « nous avançons, est la guérison d'un vieux général po- « lonais cité dans les ouvrages de M. Scoutetten et de « Schedel. Malade depuis plus de vingt années d'une

« congestion de foie pour laquelle il avait consulté un « grand nombre de médecins, réduit à une faiblesse « extrême et près de mourir, ce vieillard était venu, en « désespoir de cause, à Grœffenberg. Le foie était extrê- « mement dur, et descendait à trois travers de doigt au- « dessous de l'ombilic. Le traitement institué par Priess- « nitz guérit entièrement le malade. »

Dans ce passage, le ridicule le dispute si victorieusement à l'odieux, que nous ne nous sentons pas le courage de demander à M. Leroy-Dupré si c'est dans les ouvrages de MM. Schedel et Scoutetten qu'il a appris, — admettant qu'il la sache, — l'histoire de la congestion chronique du foie.

Les *maladies de l'utérus;* ici M. Dupré ne rapporte à personne, pas même à Priessnitz, l'honneur d'avoir introduit l'hydrothérapie *efficace* dans le traitement des affections utérines; le lecteur est libre d'en gratifier M. Leroy.

Il y a deux ans, quelqu'un disait à M. Fleury :

« Pendant votre absence, l'on vous a traité non- « seulement comme si vous étiez mort, mais comme « si vous n'aviez jamais existé. »

M. Leroy-Dupré a voulu justifier cette assertion.

La *goutte*, la *chlorose*, l'*anémie*, le *diabète*, l'*albuminurie*, la *spermatorrhée*, les *fièvres intermittentes*, les *arthrites chroniques*, et plusieurs autres maladies que M. Leroy omet, pour ne point dépasser les bornes *qu'il s'est imposées*.

Si tel est le cadre dans lequel M. Dupré a fait intervenir l'hydrothérapie. — et si celle-ci a été *bien appliquée*, — il est fort étonnant qu'il n'ait pas à proclamer, — lui aussi, — *des guérisons affluentes, des mécomptes rares, et des accidents inconnus.*

Contre-indications. — Voici donc le chapitre manquant ou à peine indiqué; le chapitre dont le besoin se faisait généralement sentir; le chapitre que réclamaient impérieusement la *science et l'humanité;* le chapitre qui va placer M. Leroy-Dupré au premier rang des hydropathes passés, présents et futurs.

« Il est des malades qui, *sans qu'on puisse bien s'en* « *rendre compte*, ne peuvent pas supporter le contact de « l'eau froide... Il en est d'autres chez lesquels la réac- « tion n'a pas lieu, *sans qu'on puisse découvrir la cause* « *de cette particularité.* »

M. Fleury a déclaré que depuis vingt ans, et sur des milliers de malades, il n'a pas rencontré un seul sujet absolument réfractaire à l'hydrothérapie méthodique.

Nous ne sommes pas en mesure de nous prononcer personnellement entre ces deux assertions contradictoires, mais nous devons accepter la déclaration de M. Fleury, et nous l'expliquons ainsi: M. Fleury a pu se rendre compte des difficultés qu'il a rencontrées, et ayant découvert la cause de cette particularité, il a su s'en rendre maître.

Pléthore. — M. Leroy-Dupré nous apprend qu'il faut bien se garder d'employer l'hydrothérapie *pour combattre la pléthore* (SIC). Voici enfin une découverte qui lui appartient en propre, et qui lui fait le plus grand honneur! M. Fleury s'était contenté de rechercher si l'hydrothérapie peut être appliquée sans danger, sans inconvénient, à des pléthoriques atteints d'une maladie justiciable, par elle-même, de l'eau froide, et il avait établi que cela est toujours possible, soit au moyen de modifications introduites dans les procédés opératoires habituels, soit au moyen d'émissions de sang pratiquées avant ou pendant le traitement. M. Leroy-Dupré n'a pas songé à examiner cette importante question, mais il a découvert que *pour combattre la pléthore l'hygiène est préférable à l'hydrothérapie.*

Maladies organiques du cœur. — « Dans la grande « majorité des cas, lorsque la lésion cardiaque est « encore peu accusée, et l'état cachectique fort grave, « la médication hydrothérapique est indiquée, et « elle produit les plus heureux résultats. »

Les maladies organiques du cœur ne sont donc pas une contre-indication à l'emploi de l'hydrothérapie? Toutes, non certainement; mais quelques-unes. — Lesquelles? — M. Leroy-Dupré ne daigne pas nous l'apprendre. Celles, probablement, où la lésion cardiaque étant très-accusée, l'état cachectique est peu grave.

Cependant, pour prévenir les praticiens contre les dangers de l'hydrothérapie dans le traitement des *maladies du cœur*, *même lorsque cette médication est indiquée*, M. Leroy-Dupré rapporte l'observation suivante :

Trois honorables médecins de Paris, dont un professeur, furent priés de se réunir en consultation pour examiner un malade qui se plaignait de digestions difficiles, d'oppression constante et de palpitations. Ce malade était très-amaigri et très-faible; il avait le visage pâle et les lèvres bleuâtres. On constata l'intermittence du pouls, une matité précordiale un peu plus grande que l'état normal, un bruit de souffle au premier temps et aussi au deuxième temps, mais moins marqué. Il n'existait point d'emphysème; le malade n'avait pas eu d'hémoptysie.

Diagnostic: Insuffisance auriculo-ventriculaire gauche et anémie profonde. La digitale à faible dose fut ordonnée, et on permit un traitement hydrothérapique appliqué avec une extrême réserve. Le malade parut se bien trouver du traitement. Il prenait des douches froides d'une seconde de durée. A la huitième douche, couché sur un fond de bois, il pousse un cri unique ; on se hâte de lui porter secours..., il était mort.

A cette observation si remarquable, nous opposerons les trois considérations suivantes :

1° Un médecin instruit et expérimenté ne donne pas des *douches* froides à un moribond arrivé au dernier terme d'une affection organique du cœur.

2° Dans les conditions indiquées, il n'administre pas la digitale.

3° Enfin, s'il se décide à essayer les douches, il se garde bien — à moins qu'il ne veuille tuer son malade — de lui faire prendre sa douche COUCHÉ.... sur un fond de bois, ou sur toute autre chose ! !

Phthisie pulmonaire. — M. Leroy-Dupré croit que, «*dans l'état actuel de la science,*» il est « plus prudent de renoncer à l'hydrothérapie pour combattre « la phthisie pulmonaire.»

Nous nous arrêterions ici, si nous ne tenions à signaler une nouvelle découverte de M. Leroy-Dupré, à savoir que, dans le traitement des *paralysies*, lorsque *le tissu nerveux est détruit*, l'hydrothérapie, non plus que toute autre médication, n'aura le moindre succès !

Tel est le chapitre destiné à mettre en lumière les contre-indications de l'hydrothérapie, et à combler la funeste lacune que personne n'avait su remplir !

Voilà ce que M. Leroy-Dupré appelle : «*Exposer succinctement les règles qui, dans l'état actuel de la science, doivent faire adopter ou rejeter l'emploi de l'hydrothérapie.*»

Voila le *bilan*, la *boussole* et la *pierre angulaire* de l'*hydrothérapie* POSITIVE !

Voilà ce qui s'imprime dans les colonnes de l'*Union médicale*, et ce qui se vend 1 fr. 50 c. chez Amyot, libraire-éditeur, rue de la Paix, n° 8.

Nous aimons à croire que M. Tartivel n'a point prêté à cette œuvre informe et ridicule *le concours de ses aptitudes pour les travaux de cabinet et pour les épreuves de la pratique.*

Nous aimons à croire que l'élucubration de son *Directeur, riche et désintéressé*, a trahi ses espérances, et ne lui a pas démontré péremptoirement que la nouvelle Ecole de Bellevue *accorde à la science le pas sur l'industrie.*

En présence d'une pareille mystification, nous adjurons M. Tartivel de descendre lui-même dans l'arène, de donner un libre cours à ses aptitudes, et de mettre au jour les *statistiques sérieuses* qui doivent donner à l'*hydrothérapie* POSITIVE la *boussole* et la *pierre angulaire* que la primitive École de Bellevue n'a pas su trouver, et que l'on cherche en vain dans les Cliniques de Schwalheim, de Bruxelles, de Mondorf et de Plessis-Lalande.

Avons-nous besoin de faire remarquer que la *phthisie pulmonaire* et les *affections organiques du cœur* représentent, en définitive, les deux seules *contre-indications* que formule, non sans un certain embarras et une trop légitime hésitation, M. Leroy-Dupré, et que c'est précisément dans le traitement de ces terribles affections que l'efficacité relative de l'hydrothérapie scientifique se révèle avec le plus d'éclat, et qu'elle rend à l'humanité souffrante les plus précieux services?

Quant à ce qui concerne les *paralysies*, les *maladies de la peau*, *l'épilepsie*, etc,, c'est nous qui avons combattu les erreurs, les exagérations, les mensonges de certains hydropathes empiriques, et qui avons posé et résolu la question dans un livre que nous nous faisons un devoir de signaler à M. Leroy-Dupré, voulant croire, POUR SON HONNEUR, qu'il ne l'a pas lu.

DU TRAITEMENT DES BRULURES PAR LE COLLODION RICINÉ ET PAR L'EAU FROIDE.

Mon cher Marchal,

Dans un article sur les *combustions accidentelles* (*Revue médicale*, numéro du 30 septembre), M. le docteur Carrière se demande si l'on ne devrait pas traiter les brûlures par la *méthode antiphlogistique par occlusion de la peau*, ce qui veut dire, par la méthode qui a pour objet de soustraire les parties brûlées au contact et à l'action de l'air atmosphérique. Voici le procédé que propose notre confrère :

« D'abord, dit-il, je viderais les phlyctènes de leur « contenu ; j'enlèverais ensuite tout ce qui serait possible « d'enlever pour régulariser les plaies et en simplifier « le pansement. Cela fait, j'étendrais au-dessus des sur- « faces lésées une couche légère d'un mélange de glycé- « rine et d'eau de chaux, et je procéderais, sans perdre de

« temps, à l'établissement de l'appareil imperméable. La « baudruche doit, à mon avis, mériter la préférence « comme pièce de support. C'est une membrane forte « et légère à la fois, et qui n'a pas l'inconvénient d'un « produit artificiel, puisqu'elle est d'origine animale. « Elle remplacerait, dans l'espèce, le tégument lui-même, « et remplirait dans les brûlures le rôle de protection « ou d'occlusion relative que celui-ci remplit dans les « plaies sous-cutanées. Un seul feuillet ne suffirait pas ; « il serait détruit trop facilement. Je lui en superposerais « plusieurs autres, de manière à obtenir une épaisseur « douée de solidité. Le tout enfin serait recouvert d'une « couche de collodion élastique qui déborderait les limi- « tes de chaque plaie, en empiétant le plus possible sur « la peau demeurée saine. Par ce moyen, on obtiendrait « assurément une imperméabilité qui ne serait pas illu- « soire; l'air ne pourrait passer à travers la forte barrière « constituée par le tégument artificiel.

Dans la *Revue médicale* du 31 octobre, M. le docteur Danet, s'adressant à son confrère Carrière, écrit les lignes suivantes :

« Conduit par une théorie fort ingénieuse au « pansement des plaies par occlusion ou isolement « de l'air, vous arrivez à préconiser l'emploi du « collodion dans les cas de brûlure. Veuillez ajouter « le fait suivant au compte de la pratique que vous « recommandez. »

Et M. Danet raconte alors qu'ayant eu lui-même la main brûlée, il s'est très-bien trouvé d'un « ba- « digeonnage complet avec trois à quatre couches « de collodion riciné. »

A la manière dont s'expriment MM. les docteurs Carrière et Danet, l'on pourrait croire que les enduits imperméables n'ont pas encore été appliqués au traitement des brûlures ; il n'en est pas ainsi. Depuis bientôt quinze ans, nous avons traité par le collodion élastique un grand nombre de brûlures, et nous pourrions citer plusieurs confrères qui ont employé la même méthode.

M. Danet, après avoir fait usage du collodion, a maintenu le membre pendant deux heures dans de l'*alcool glacé;* au bout de douze heures environ, *il n'y avait plus de douleur.*

Mais l'alcool dissout très-rapidement le collodion, et nous nous demandons si cette action est détruite par la basse température du liquide.

La médication a été complexe. Faut-il attribuer la cessation de la douleur au collodion ou bien au froid ?

« Pendant les trois à quatre premières heures « après l'accident, dit M. Danet, je devais mainte- « nir la main dans le bain glacé sous peine de souf- « frir horriblement. »

C'est donc le froid qui supprimait la douleur et non pas le collodion.

« Peu à peu, ajoute notre confrère, il me fut per- « mis de l'en retirer, d'abord pendant une minute, « puis un peu plus, et il arriva un moment où ce « fut le bain qui réveillait les douleurs. J'étudiai « ce phénomène en réitérant plusieurs fois l'expé- « rience, et j'acquis la conviction que, dans la bal- « néation prolongée, il y a comme dans beaucoup « de choses une limite qu'on ne saurait dépasser. »

C'est pour faire entrer cette conviction dans l'esprit de nos confrères, que nous avons, *il y a vingt ans*, institué de nombreuses expériences, et que nous avons déterminé les limites que doit respecter la médication frigorifique en ce qui concerne la nature de l'agent mis en usage, sa température, sa forme, la durée continue ou intermittente de l'application, etc.

Dans l'espèce, nous sommes convaincu que la douleur aurait disparu beaucoup plus tôt, et qu'elle ne se serait pas reproduite sous l'impression du froid, si, au lieu de pratiquer des immersions intermittentes très-courtes dans un liquide glacé, notre confrère eût donné la préférence à une immersion continue dans de l'eau d'une température plus élevée.

En ce qui nous concerne, voilà ce que nous a montré une longue pratique.

Les brûlures du premier et du second degré peuvent être traitées, avec des avantages à peu près égaux, soit par le collodion, soit par l'eau froide. Cependant la médication par l'eau froide supprime la douleur plus tôt; elle est non-seulement plus facile, mais encore toujours et instantanément possible; elle convient mieux lorsque les brûlures sont très-étendues ou qu'elles occupent des parties dont la conformation se prête mal à l'application et au maintien d'une couche imperméable.

Dans les brûlures du troisième degré, deux indications se présentent; combattre la douleur et l'inflammation primitive; panser les plaies qui résultent de la brûlure. L'eau froide est de beaucoup préférable au collodion pour remplir la première indication; quant au pansement consécutif, l'on peut certainement employer, dans certains cas, la méthode par occlusion. Mais ici la cause, c'est-à-dire la brûlure, ne peut exercer aucune influence sur la détermination du chirurgien, et la question rentre dans l'étude du traitement des plaies envisagées dans leur nature, leur siége, leur étendue, les conditions de leur cicatrisation, etc.

Il nous est d'autant plus permis d'émettre ces opinions restrictives, que nous sommes grand partisan de la médication proposée par M. le docteur Robert-Latour, et que déjà, en 1854, nous avons proclamé les excellents effets que l'on en obtient dans un grand nombre de cas (1). Et puisque l'occasion nous ramène à ce travail, nous en profiterons pour compléter une observation dont l'issue a singulièrement trompé nos espérances et troublé notre satisfaction.

Après avoir rapporté quelques cas d'érysipèle, d'engelures, d'arthrites goutteuses, de péritonite, traités avec succès par le collodion élastique, nous disions :

Voici un fait extrêmement curieux, digne d'une sérieuse attention, et dont je parle avec une connaissance d'autant plus parfaite, qu'il m'est personnel:

Un furoncle volumineux s'était développé à la partie interne et inférieure de ma cuisse droite. Les douleurs, très-vives d'ailleurs, étaient exaspérées à ce point, par le plus léger contact, qu'il m'était impossible de supporter celui du pantalon ou même de la chemise, et qu'après avoir vainement essayé de protéger la tumeur par des cataplasmes et une foule d'appareils plus ou moins ingénieux, je n'avais plus d'autre ressource que de garder le lit. J'allais m'y résigner, et en présence d'une fluctuation très-évidente, mon excellent confrère et ami Marchal (de Calvi) me proposait d'inciser largement la tumeur, lorsque l'idée me vint de recourir au collodion

(1) Du traitement des phlegmasies par l'application d'enduits imperméables, *Moniteur des Hôpitaux*, t. II, p. 189.

élastique. « Qu'allez-vous faire? me dit Marchal; enfermer le loup dans la bergerie? Du pus est formé; une portion de tissu cellulaire est gangrénée; il faut nécessairement que, par l'intervention du bistouri, ou spontanément, une issue s'ouvre à l'extérieur. — Je conviens, répondis-je, que ma tentative est bien irrationnelle, mais j'ai des affaires qui me réclament impérieusement, et je ne demande au collodion que de me permettre d'y vaquer aujourd'hui; demain nous verrons. » Une couche épaisse de collodion élastique fut appliquée sur la tumeur. Dix minutes après, je m'habillais sans éprouver la plus légère douleur; j'allais à Paris, et j'y faisais de nombreuses courses, soit à pied, soit en voiture. Le lendemain matin, j'allai chasser à Rambouillet et je marchai pendant sept ou huit heures, sans penser un seul instant à mon furoncle.

Deux jours après, je racontais ce fait à l'un de mes meilleurs amis, M. le docteur Froment. « Prenez garde, me dit-il, vous jouez gros jeu; le pus que vous empêchez de se faire jour à l'extérieur, va fuser, décoller la peau et former, peut-être, une vaste collection. » J'enlevai l'enduit protecteur: la peau était très-amincie et violacée, la fluctuation aussi manifeste que possible, mais la tumeur était parfaitement circonscrite et les parties environnantes ne présentaient ni rougeur ni empâtement. Je réappliquai immédiatement une couche de collodion élastique. Abrégeons. La résorption s'est opérée graduellement; au bout de huit jours, la peau avait repris sa couleur naturelle, il n'y avait pas de trace de fluctuation, et l'on ne sentait plus, sous le doigt, qu'un petit corps dur, arrondi, du volume d'un noyau de cerise. Quinze jours après, celui-ci avait disparu à son tour, et aujourd'hui rien n'indique la place qu'à occupée le furoncle.

Oui; *quinzejours après,* nous étions d'autant plus heureux et plus fier de notre *tentative* que les craintes de Froment et les vôtres, cher ami, ne s'étaient pas réalisées; mais *huit mois après,* — huit mois pendant lesquels nous *avions joui d'une excellente santé,* — survint une affection pulmonaire, grave, une bronchite capillaire frisant la pneumonie, pour laquelle Monneret nous prescrivit du tartre stibié à doses rasoriennes, avec accompagnement d'un très-large vésicatoire appliqué sur la paroi postérieure du thorax.

L'affection pulmonaire fut vaincue, mais sur les bords de la surface dénudée en voie de cicatrisation se montra un furoncle, puis un second, puis un troisième.... pendant *cinq ans plus de mille furoncles* se développèrent successivement sur les différentes parties de notre corps, mais principalement sur la partie postérieure du tronc, depuis la nuque jusques et y compris la partie où le dos change de nom, suivant la délicate désignation d'Arnal!

Il nous paraît évident que cette *diathèse furonculeuse* a été le résultat de l'absorption du pus furonculeux dont le collodion avait empêché l'écoulement à l'extérieur, à moins que l'on ne veuille prétendre que ce premier furoncle a été lui-même la première manifestation d'une diathèse qui, après cette effusion, est demeurée latente pendant huit mois, pour se manifester de nouveau sous l'influence d'une cause occasionnelle représentée par un vésicatoire.

Que la lésion locale soit devenue la cause de l'holopathie, ou que l'holopathie ait précédé et déterminé la lésion locale, il n'en est pas moins vrai, mon cher Marchal, que j'ai payé chèrement — et depuis longtemps — la notion des *diathèses latentes*, des *holopathies organiques sans lésions fonctionnelles appréciables, sans déterminations apparentes.* A cet égard, l'éducation de mon *positivisme* est donc faite; mais, si c'est principalement en raison de l'intérêt pratique qui s'y rattache que j'ai voulu compléter mon observation de 1854, je serais néanmoins fort heureux — puisque vous abandonnez le terrain de la doctrine pure — que ce *fait* vous parût digne de servir de texte à l'une de ces dissertations holopathologiques dans lesquelles se révèle, dans tout son éclat, votre talent d'observateur et de praticien.

PARIS. — IMP. VICTOR GOUPY, RUE GARANCIÈRE, 5.

CLINIQUE
HYDROTHÉRAPIQUE
DE
PLESSIS-LALANDE

PARIS. — IMPR. VICTOR GOUPY, RUE GARANCIÈRE, 5.

www.ingramcontent.com/pod-product-compliance
Ingram Content Group UK Ltd.
Pitfield, Milton Keynes, MK11 3LW, UK
UKHW012225240726
13966UKWH00003B/962

9 782011 740991